Angélique Loeb

Modifications génétiques des gliomes et aspects thérapeutiques

Angélique Loeb

Modifications génétiques des gliomes et aspects thérapeutiques

Glioblastomes : des thérapies actuelles à la recherche en laboratoire

Presses Académiques Francophones

Impressum / Mentions légales
Bibliografische Information der Deutschen Nationalbibliothek: Die Deutsche Nationalbibliothek verzeichnet diese Publikation in der Deutschen Nationalbibliografie; detaillierte bibliografische Daten sind im Internet über http://dnb.d-nb.de abrufbar.
Alle in diesem Buch genannten Marken und Produktnamen unterliegen warenzeichen-, marken- oder patentrechtlichem Schutz bzw. sind Warenzeichen oder eingetragene Warenzeichen der jeweiligen Inhaber. Die Wiedergabe von Marken, Produktnamen, Gebrauchsnamen, Handelsnamen, Warenbezeichnungen u.s.w. in diesem Werk berechtigt auch ohne besondere Kennzeichnung nicht zu der Annahme, dass solche Namen im Sinne der Warenzeichen- und Markenschutzgesetzgebung als frei zu betrachten wären und daher von jedermann benutzt werden dürften.

Information bibliographique publiée par la Deutsche Nationalbibliothek: La Deutsche Nationalbibliothek inscrit cette publication à la Deutsche Nationalbibliografie; des données bibliographiques détaillées sont disponibles sur internet à l'adresse http://dnb.d-nb.de.
Toutes marques et noms de produits mentionnés dans ce livre demeurent sous la protection des marques, des marques déposées et des brevets, et sont des marques ou des marques déposées de leurs détenteurs respectifs. L'utilisation des marques, noms de produits, noms communs, noms commerciaux, descriptions de produits, etc, même sans qu'ils soient mentionnés de façon particulière dans ce livre ne signifie en aucune façon que ces noms peuvent être utilisés sans restriction à l'égard de la législation pour la protection des marques et des marques déposées et pourraient donc être utilisés par quiconque.

Coverbild / Photo de couverture: www.ingimage.com

Verlag / Editeur:
Presses Académiques Francophones
ist ein Imprint der / est une marque déposée de
OmniScriptum GmbH & Co. KG
Heinrich-Böcking-Str. 6-8, 66121 Saarbrücken, Deutschland / Allemagne
Email: info@presses-academiques.com

Herstellung: siehe letzte Seite /
Impression: voir la dernière page
ISBN: 978-3-8381-7701-4

Zugl. / Agréé par: Strasbourg, Faculté de Pharmacie, Université de Strasbourg, 2013

Copyright / Droit d'auteur © 2015 OmniScriptum GmbH & Co. KG
Alle Rechte vorbehalten. / Tous droits réservés. Saarbrücken 2015

Table des matières

Remerciements 3

Liste des abréviations 7

I. Les gliomes 13
  A. Classifications 13
    1. Classification de l'Organisation Mondiale de la Santé 13
    2. Classification de l'hôpital Sainte-Anne 18
    3. Nouvelles classifications 24
  B. Epidémiologie 26
    1. Incidence 26
    2. Facteurs de risque de la survenue de gliomes 30
  C. Complexité tumorale 34
    1. Environnement cellulaire 34
    2. Métabolisme 37
    3. Hétérogénéité cellulaire 47
    4. Hétérogénéité moléculaire 53
  D. Conclusion 55

II. Modifications génétiques des glioblastomes 56
  A. Altérations chromosomiques 56
  B. Méthylation des promoteurs de gènes 59
  C. Altérations de la voie de signalisation de p53 61
  D. Altérations de la voie de signalisation de RB 68
  E. Altérations des voies de signalisation des récepteurs tyrosine kinase ...73
  F. Modifications génétiques de l'IDH 80
  G. Voies de signalisation du TGF-β 84
  H. Altérations des voies de signalisation dans les GSCs 88
  I. Effet pro-tumoral des interactions entre les différentes voies de signalisation 90
  J. Conclusion 94

1

III. Aspects thérapeutiques des glioblastomes 97
A. Thérapies actuelles 97
1. Traitements de première intention 97
2. Traitements de la progression et de la récidive tumorale 110
3. Conclusion 113
B. Thérapies en essais cliniques 114
1. Thérapies non spécifiques 116
2. Thérapies ciblées 117
3. Nouvelles thérapies 120
4. Conclusion 123
C. Thérapies en développement 124
1. Approches permettant de s'affranchir des problèmes liés au passage de la barrière hémato-encéphalique 125
2. Approches ciblant plus spécifiquement les cellules tumorales 128
3. Approches basées sur le ciblage des cellules souches cancéreuses 131
4. Approches ciblant le microenvironnement tumoral 135
5. Approches basées sur les associations thérapeutiques 138
D. Conclusion 140
IV. Discussion 141
Bibliographie 149

Remerciements

A ma Directrice de Thèse, Mme Maria Zeniou
Maitre de conférence en chimiogénomique, Faculté de Pharmacie de Strasbourg.

Pour m'avoir fait l'honneur de diriger cette thèse.

Pour votre intérêt, votre disponibilité, vos conseils avisés, votre aide et votre gentillesse.

Pour votre enseignement dans le cadre de mes études de pharmacie et de mon master de biotechnologie.

Pour avoir été ma tutrice de stage en 5ème année de pharmacie, dans le laboratoire d'Innovations Thérapeutiques.

Je tiens à vous témoigner de ma profonde reconnaissance et de mon respect.

A ma Présidente de Thèse, Mme Marie-Claude Kilhoffer
Professeur en biologie moléculaire, Faculté de Pharmacie de Strasbourg.

Pour avoir accepté de présider et de juger cette thèse.

Pour votre enseignement au cours de mes études de pharmacie.

Pour votre accueil et votre encadrement lors de mon stage de 5ème année de pharmacie, dans le laboratoire d'Innovations Thérapeutiques.

Je vous adresse mes plus sincères remerciements.

Au Membre du Jury, M. Jérôme Terrand

Maitre de conférence en physiopathologie, Faculté de Pharmacie de Strasbourg.

Pour avoir accepté, avec un grand intérêt, de juger ce travail.

Pour m'avoir déjà fait l'honneur de juger mon travail en 5ème année de pharmacie.

Je vous exprime mes plus vifs remerciements.

Au Membre du Jury, M. André Hanauer

Maitre de conférence à l'Institut de Génétique et de Biologie Moléculaire et Cellulaire (IGBMC), Département de médecine translationnelle et neurogénétique, Illkirch-Graffenstaden.

Pour avoir aimablement accepté de participer à ce jury.

Pour l'honneur que vous me faites de juger ce travail.

Je vous exprime ma profonde reconnaissance.

A mes Parents

Auxquels, je dédie ce travail.

Pour votre soutien indéfectible, vos encouragements et votre présence tout au long de ces années et en toutes circonstances.

Pour votre aide dans ma vie étudiante et dans ma future vie professionnelle.

Pour avoir cru en moi.

Pour votre amour.

Merci pour tout ce que vous faites pour moi.

A ma Famille

A ma sœur, mon neveu et ma nièce.

A mes grands-parents.

Aux autres membres de ma famille.

Merci pour votre soutien et vos encouragements.

Merci, tout simplement, pour votre présence.

A mon Parrain et ma Marraine

A Didier, un parrain d'exception, pour sa présence, son soutien, son affection et pour tous les formidables moments partagés ensemble.

A Blanche, une marraine merveilleuse, pour ses encouragements, son attention et son affection.

A mes Amis

A Elodie, pour sa présence, son écoute, son soutien, son aide, ses conseils et surtout pour son amitié exceptionnelle.

A Isabelle et Coralie, pour leur amitié et tous les moments délirants passés ensemble.

A tous mes amis, pour tous les moments joyeux et amicaux partagés ensemble.

Je remercie également Pierre-Emmanuel Zorn pour son aide, ses explications et sa disponibilité.

Un sincère et profond Merci à vous tous.

Liste des abréviations

ABC : ATP Binding Cassette

ABTR : Austrian Brain Tumor Registry

acétyl-CoA : acétyl Co-enzyme A

ADAM : A Disintegrin And Metalloproteinase

ADN : Acide DésoxyriboNucléique

ADP : Adénosine DiPhosphate

AKT ou PKB : Protein Kinase B

ALKs : Activin-receptor Like Kinases

AMP : Adénosine MonoPhosphate

APAF-1 : Apoptotic Protease Activating Factor 1

ARN : Acide RiboNucléique

ATG1 : AuTophaGy related 1

ATM : Ataxia Telangiec- tasia Mutated

ATP : Adénosine TriPhosphate

Bad : Bcl-2 associated death promotor

Bax : Bcl-2 associated x protein

Bcl-2 : B-cell lymphoma 2

Bcl-xl : B-cell lymphoma extra large

bFGF : basic Fibroblast Growth Factor

BH3-only proteins : Bcl-2 homology 3-only proteins

Bid : BH3-interacting domain death agonist

BMI1 : B lymphoma Mo-MLV Insertion region 1 homolog

BMP : Bone Morphogenetic Protein

CBTRUS : Central Brain Tumor Registry of the United States

CD : Cluster de Différenciation

Cdc : Cell division cycle

CDK : Cyclin Dependant Kinase

CDKN : Cyclin Dependant Kinase Inhibitor
CED : Convection enhanced delivery
Chk1/2 : Checkpoint kinase 1/2
CIP1 : Cdk Interacting Protein 1
Cox-2 : CycloOxygénase 2
CREB : c-AMP Response Element Binding protein
CSC : Cellules Souches Cancéreuses
CTD : C-Terminal Domain
CTPB2 : C-Terminal Binding Protein 2
DAPK : Death-Associated Protein Kinase
Deptor : DEP domain containing mTOR-interacting protein
DNMTs : DNA MethylTransferases
DRAM : Damage-Regulated Autophagy Modulator
4E-BP : 4E-Binding Protein
EGFR : Epidermal Growth Factor Receptor
eIF4F : elongation Initiation Factor 4F
Elk-1 : ETS domain-containing protein
ERK : Extracellular signal Regulated Kinase
F2,6BP : Fructose-2,6-BiPhosphate
F6P : Fructose 6-Phosphate
FAD/FADH$_2$: Flavine Adenine Dinucleotide
FKBP38 : FK506 Bonding Protein 38
FKHR : ForKhead in Human Rhabdomyosarcoma
FoxO : Forkhead box protein O
G6P : Glucose 6-Phosphate
GADD45 : Growth Arrest and DNA Dammage 45
Gata-1 : Globin transcription factor 1
GFAP : Glial Fibrillary Acidic Protein
Gli : Glioma-associated oncogene homologue
GLUT : GLUcose Transporteur

Grb2 : Growth factor receptor bound protein 2

GSCs : Glioma Stem Cells ou Glioblastoma Stem Cells

GSK-3β : Glycogen Synthase Kinase 3β

GTP : Guanine TriPhosphate

HDAC1 : Histone DesAcetylase 1

Hes : Hairy/enhancer of split

HIF : Hypoxia-Inducible Factor

HK2 : HexoKinase 2

Hsp : Heat shock protein

ICP4 : Infected Cell Polypeptide 4

ID : Inhibitor of Differentiation

IDH : Isocitrate DésHydrogénase

IκB : Inhibitor of kappa B

IKKα : Inhibitor of nuclear factor Kappa-B Kinase subunit alpha

IL : InterLeukine

IRM : Imagerie par Résonnance Magnétique

I-Smads : Inhibitory Smads

JAK : JAnus Kinase

KAP1 : Krüppel-Associated Protein 1

KLH : Keyhole Limpet Hemocianin

L1CAM : L1 Cell Adhesion Molecule

LDHA : Lactate DésHydrogénAse

Mad2 : Mitotic arrest deficient 2

MAML : MAsterMind-Like 1

MAPK : Mitogen-Activated Protein Kinase

MAP1LC3 : Microtubule-Associated Protein 1 Light Chain 3 alpha

Mcl-1 : Myeloid cell leukemia sequence 1

MCMs : minichrosome maintenance complex components

MCT4 : MonoCarboxylate Transporteur

MDM2 : Mouse Double Minute 2

MEK : Mitogen-activated protein kinase kinase
Met ou HGFR : Hepatocyte Growth Factor Receptor
MGMT : MethylGuanine MethylTransferase
mLST8 : mammalian lethal with sec13 protein 8
MTAP : MethylThioAdenosine Phosphorylase
mTOR : mammalian Target Of Rapamicin
Mule : Mcl-1 Ubiquitin Ligase E3
NAD$^+$/NADH : Nicotinamide Adénine Dinucléotide
NADP$^+$/NADPH : Nicotinamide Adénine Dinucléotide Phosphate
NCAM : Neural Cell Adhesion Molecule
NEDD8 : Neural precursor cell Expressed Developmentally Down-regulated 8
NF1 : NeuroFibromine 1
NF-κB : Nuclear Factor kappa B
NPM : NucléoPhosMine
Oct 4 : Octamer-binding transcription factor 4
OMS : Organisation Mondiale de la Santé
p53 : protein 53
PAI-1 : Plasminogen Activator Inhibitor 1
PCNA : Proliferating Cell Nuclear Antigen
PDGF : Platelet-Derived Growth Factor
PDGFRA: Platelet-Derived Growth Factor Receptor Alpha
PDH : Pyruvate DésHydrogénase
PDK1 : Pyruvate Déshydrogénase Kinase 1
PFK1 : PhosphoFructoKinase 1
PFKFB : 6-PhosphoFructose-2-Kinase/Fructose 2,6-Biphosphatase
PGM : PhosphoGlycérate Mutase
PH : Pleckstrin Homology
PHD2 : Prolyl Hydroxylase Domain protein 2
PHLPP : PH domain Leucine-rich repeat Protein Phosphatase
PI3K : Phophoinositide 3 Kinase

PIDD : p53-Induced protein with Death Domain
PIP2 : PhosphatidilInositol 4,5-biphosphate
PIP3 : PhosphatidilInositol 3,4,5-triphosphate
PK : Pyruvate Kinase
PRAS40 : Proline-Rich Akt Substrate of 40 kDa
PRDM1 : PR domain zinc finger protein 1
Protor : Protein observed with rictor
PTCH : PaTCHed
PTEN : Phosphatase and TENsin homolog
Raf : v-Raf 1 murine leukemia viral oncogene homolog
RAIDD : RIP Associated Ich-1/CED homologous protein with Death Domain
Raptor : Regulatory associated protein of TOR
Ras : Rat sarcoma viral oncogene homolog
RB : RetinoBlastome
RBP-J : Recombination signal sequence-Binding Protein Jk
Rheb : Ras homolog enriched in brain
RhoA : Ras homolog gene family, member A
Rictor : Rapamicin-insensitive companion of TOR
RISC : RNA Induced Silencing Complex
RPA : Replication Protein A
R-Smad : Receptor-regulated Smad
RTK : Receptor Tyrosine Kinase
SAPK : Stress-Activated Protein Kinases
SARA : Smad Anchor For Receptor Activation
SCF : SKP1-Culin-F-box
SH2 : Src Homology 2
Shc : Src homology 2 domain containing protein
Shh : Sonic hedgehog
SHIP : SH2 domain-containing Inositol 5' Phosphatase
shRNA : short hairpin RiboNucleic Acid

Sin1 : Stress-activated map kinase- interacting protein 1

Sirt : Sirtuin

SKP2 : S-phase Kinase-associated Protein 2

SMO : Smoothened homologue

Smurf : Smad ubiquitination regulatory factor

SOS : Son Of Sevenless

Sox ou SRY : Sex determining Region Y

STAT : Signal Transducer and Activator of Transcription

TCA : Tricarboxylic Acid Cycle

TCGA : The Cancer Genome Atlas

TDA : Transactivation Domain

TFIIH : Transcription Factor II H

TGF-β : Transforming Growth Factor beta

TIEG1 : TGF-β-Inducible Early response Gene 1

TIGAR : TP53-Induced Glycolysis and Apoptosis Regulator

TIMP-3 : human Tissue Inhibitor of MetalloProteinases-3

TP53 : Tumor Protein 53

TRAIL : TNF-Related Apoptosis-Inducing Ligand

TSC : Tuberous Sclerosis Complex

VEGF : Vascular Endothelial Growth Factor

VHL : Von Hippel-Lindau tumor suppressor protein

WAF1 : Wild type p53-Activated Fragment 1

Wnt : Wingless

YY1 : Ying and Yang 1

I. Les gliomes

Les gliomes sont des tumeurs cérébrales primitives qui se développent à partir de la névroglie, constituant, entre autres, le tissu de soutien du système nerveux central. Les classifications actuelles (Organisation Mondiale de la Santé (OMS) et Hôpital Sainte-Anne) distinguent plusieurs classes, avec l'astrocytome pilocytique (tumeur bénigne) comme grade le plus bas, et le glioblastome (tumeur maligne) comme grade le plus haut. Les glioblastomes sont parmi les tumeurs les plus mortelles et les plus résistantes aux traitements, avec une médiane de survie d'environ un an après le diagnostic, alors que la survie des patients est de plusieurs années pour les gliomes de bas grades (Diabira & al, 2008).

A. Classifications

1. Classification de l'Organisation Mondiale de la Santé

Pour l'établissement de la classification initiale (1977) et des versions suivantes (1993, 2000 et 2007), l'OMS s'inspire des classifications de Kernohan et de Bailey & Cushing. Elle a retenu, de la classification de Bailey & Cushing, le concept de définition du type histologique en fonction du type cellulaire majoritaire, l'attribution d'une valeur pronostique à chaque catégorie histologique et la notion de différentiation. Il a été retenu, de la classification de Kernohan, le concept d'anaplasie (Daumas-Duport & al, 2000). De plus, l'OMS a défini une échelle de malignité de I à IV en fonction du degré de malignité clinique et de l'aspect anaplasique et/ou différentié de la tumeur. Pour les astrocytomes, le grade I correspond aux astrocytomes pilocytiques, le grade II aux astrocytomes diffus, le grade III aux astrocytomes anaplasiques et le grade IV aux glioblastomes. Les oligodendrogliomes et les oligo-astrocytomes sont de classe II ou III (Daumas-Duport & al, 2000 et Taillibert & al, 2004).

Astrocytome pilocytique de grade I

Les astrocytomes pilocytiques sont considérés comme bénins et dégénèrent rarement (Taillibert & al, 2004 et Tolnay, 2002). Ils se développent principalement chez les enfants et les jeunes adultes au niveau de l'hypothalamus, du cervelet et des voies optiques. D'un point de vue histologique, ils sont formés de deux composantes. La première composante est de texture compacte constituée de cellules bipolaires avec des fibres de Rosenthal. La deuxième composante présente une structure lâche, myxoïde et microkystique. En outre, les astrocytomes pilocytiques présentent également une forte anisocaryose (irrégularités dans la taille des noyaux cellulaires), un aspect nécrotique et une prolifération endothéliocapillaire. Ils sont associés à une neurofibromatose de type I dans 25 à 50% des cas (Taillibert & al, 2004).

Astrocytomes diffus de grade II

Les astrocytomes diffus sont considérés comme des astrocytomes de bas grade et représentent environ 1,8% des gliomes chez l'adulte (CBTRUS, 2012). Leur localisation est principalement temporo-insulaire (Taillibert & al, 2004). Le groupe des astrocytomes diffus est composé des astrocytomes fibrillaires, gémistocytiques et protoplasmiques. L'astrocytome fibrillaire est le plus fréquent des astrocytomes diffus. Il présente une densité cellulaire modérée avec des atypies nucléaires, mais pas de mitose ou de nécrose, ni de prolifération vasculaire. L'astrocytome gémistocytique (présence de gémistocytes : astrocytes avec un cytoplasme abondant et un noyau excentré) dégénère plus souvent que les autres astrocytomes diffus. Il a comme principale caractéristique histologique la présence d'au moins 20% d'astrocytes adipeux. L'astrocytome protoplasmique est considéré comme rare (Tolnay, 2002).

Les astrocytomes pilomyxoïdes sont apparus dans la version 2007 de la classification de l'OMS. Ils sont considérés comme une variante des astrocytomes pilocytiques, mais sont classés en grade II car ils sont plus agressifs. Ils présentent, comme caractéristiques histologiques, des cellules bipolaires monomorphes, une matrice myxoïde, un arrangement cellulaire angiocentrique et des cellules tumorales de taille modérée avec des noyaux hyperchromatiques (Brat & al, 2007).

Astrocytomes anaplasiques de grade III

Les astrocytomes anaplasiques représentent 6,7% des gliomes de l'adulte et sont considérés comme des astrocytomes de haut grade (CBTRUS, 2012). Ils ont une tendance à dégénérer en astrocytomes de grade IV. D'un point de vue histologique, ils présentent une densité cellulaire augmentée avec des atypies nucléaires évidentes et plus de mitoses. Cependant, ils ne présentent pas de nécrose ou de prolifération vasculaire, se distinguant ainsi des astrocytomes de grade IV (Tolnay, 2002).

Astrocytomes de grade IV

Les glioblastomes représentent plus de 50% des gliomes de l'adulte et sont les tumeurs gliales les plus malignes (CBTRUS, 2012 ; Taillibert & al, 2004 et Tolnay, 2002). Ils peuvent se former *de novo*, et sont alors considérés comme des glioblastomes primaires, ou provenir de la dégénérescence d'une tumeur de grade inférieur et sont donc considérés comme des glioblastomes secondaires (Taillibert & al, 2004 et Tolnay, 2002). Cependant dans la classification de l'OMS, la distinction entre glioblastomes primaires et secondaires n'est pas réalisée. Au niveau histologique, les glioblastomes présentent une faible différenciation (cellules tumorales présentant un aspect de « noyau nu »), une forte densité cellulaire et un aspect anaplasique et pléiomorphe (Tolnay, 2002). Ils sont également constitués de plages de nécrose entourées de cellules en prolifération (aspect de pseudo-palissades) et présentent une forte prolifération endothélio-capillaire (Taillibert & al, 2004).

Oligodendrogliomes

Les oligodendrogliomes de faible malignité (grade II) présentent des cellules rondes entourées d'un halo périnucléaire (aspect en « nid d'abeille »), des capillaires fins pathologiques (en « bréchet de poulet ») et des micro calcifications. Les atypies nucléaires sont souvent marquées, mais les mitoses sont rares (Taillibert & al, 2004 et Tolnay, 2002). Les oligodendrogliomes anaplasiques (grade III) se caractérisent par une densité cellulaire potentiellement augmentée, des atypies nucléaires marquées, de fortes mitoses et une possible nécrose et prolifération vasculaire (Tolnay, 2002).

Oligo-astrocytomes

Les oligo-astrocytomes sont des tumeurs mixtes composées à la fois d'astrocytomes et d'oligodendrogliomes (Taillibert & al, 2004 et Tolnay, 2002). Les composantes astrocytaires et oligodendrogliales peuvent être relativement séparées (type biphasique) ou entremêlées (type diffus). Il est admis que, pour le diagnostic d'oligo-astrocytomes, une proportion d'au moins 20% de la composante cellulaire la plus faible est nécessaire. Les oligo-astrocytomes de grade III se caractérisent histologiquement par une forte densité cellulaire, des atypies nucléaires marquées, une activité mitotique potentiellement forte et la possibilité de nécroses et de prolifération vasculaire (Tolnay, 2002).

Un résumé des critères histologiques, permettant la classification et le diagnostic, est représenté dans le tableau 1 pour les astrocytomes et dans le tableau 2 pour les oligodendrogliomes et les oligo-astrocytomes.

Tableau 1 : **Classification des astrocytomes diffus selon l'OMS (version 2000).**

	Différenciation	Densité cellulaire	Atypies nucléaires	Activité mitotique	Nécrose	Prolifération vasculaire
Astrocytomes diffus **Grade II**	Haut degré de différenciation	Modérée	Occasionnelles	Absente ou 1 mitose	Absente	Absente
Astrocytomes anaplasiques **Grade III**	Anaplasie focale ou dispersée	Augmentée diffusément ou focalement	Présentes	Présente	Absente	Absente
Glioblastomes **Grade IV**	Faible	Elevée	Marquées	Marquée	Présente	Présente

Dans la classification de l'OMS, les tumeurs sont classées en fonction des similitudes de leurs cellules avec les astrocytes et/ou les oligodendrocytes normaux. La classe des astrocytomes est divisée en quatre grades, avec le grade I pour les astrocytomes pilocytiques (non représentés), le grade II pour les astrocytomes diffus, le grade III pour les astrocytomes anaplasiques et le grade IV pour les glioblastomes.
Daumas-Duport & al. – Gliomes : classification de l'OMS et de l'hôpital Sainte-Anne (2000). Annales de pathologie.

Tableau 2 : **Classification des oligodendrogliomes et oligo-astrocytomes selon l'OMS (2000).**

	Différenciation	Densité cellulaire	Atypies nucléaires	Activité mitotique	Nécrose	Prolifération vasculaire
Oligodendrogliomes **Grade II**	Bien différenciés	Modérée	Possiblement marquées	Absente ou mitoses occasionnelles	Absente ou peu conséquente	Non proéminente
Oligo-astrocytomes **Grade II**	Bien différenciés	Faible ou modérée	?	Absente ou faible	Absente	Absente
Oligodendrogliomes anaplasiques **Grade III**	Anaplasie focale ou diffuse	Eventuellement augmentée	Eventuellement marquées	Eventuellement forte	Possible	Possible
Oligo-astrocytomes anaplasiques **Grade III**	?	Eventuellement forte	Eventuellement présentes	Eventuellement forte	Possible	Possible

Les oligodendrocytes et les oligo-astrocytomes peuvent être de grade II ou III.
La classification de l'OMS est basée sur des critères uniquement histologiques. Les grades sont définis en fonction des critères suivants : différenciation, densité cellulaire, atypies nucléaires, activité mitotique, nécrose et prolifération vasculaire.
Daumas-Duport & al. – Gliomes : classification de l'OMS et de l'hôpital Sainte-Anne (2000). Annales de pathologie.

La classification de l'OMS sert de référence internationale pour le diagnostic des tumeurs cérébrales et définit, par la suite, la prise en charge thérapeutique. Or, elle ne repose que sur des critères histologiques souvent imprécis, subjectifs et parfois contradictoires. Il en résulte un défaut majeur de reproductibilité dans la définition des grades et du lignage cellulaire (astrocytaire et/ou oligodendrogliale). Ce défaut majeur a été dénoncé dans de nombreuses études mettant en évidence les contradictions des critères histologiques (Daumas-Duport & al, 2000 et Taillibert & al, 2004). Outre le manque de reproductibilité, la classification de l'OMS présente d'autres défauts. En effet, elle ne réalise pas de distinction entre les éléments tumoraux et ceux du parenchyme infiltré et ne prend pas en compte les données cliniques et celles de l'imagerie médicale. Tout ceci peut alors induire des erreurs de classification, et donc de diagnostic, et amener à une prise en charge thérapeutique non adaptée (Daumas-Duport & al, 2000).

2. Classification de l'hôpital Sainte-Anne

Une deuxième classification des gliomes est proposée par l'hôpital Sainte-Anne de Paris en 2000. Cette classification est principalement utilisée en France. Le diagnostic des gliomes est réalisé en fonction de données cliniques, de l'imagerie médicale et de prélèvements histologiques. Cette classification résulte de l'étude de biopsies étagées stéréotaxiques basées sur le scanner, puis l'IRM (Imagerie par Résonnance Magnétique). L'imagerie médicale est utilisée comme l'équivalent d'un examen macroscopique et permet d'estimer la validité des prélèvements histologiques. Ainsi, les prélèvements histologiques ont pour but de confirmer ou d'infirmer le diagnostic (Daumas-Duport & al, 2000).

L'étude de biopsies étagées stéréotaxiques basée sur l'imagerie était, en premier lieu, utilisée afin de déterminer le volume cible de curiethérapie des gliomes. Elle a permis d'obtenir des informations sur la croissance des gliomes et de distinguer la présence de deux composantes au sein de la tumeur : le « tissu tumoral solide » et les « cellules tumorales isolées ». Le « tissu tumoral solide » est principalement composé de cellules tumorales associées à des micro-vaisseaux sanguins néoformés. De ce fait, cette composante est généralement révélée en IRM par une augmentation du contraste. Cependant, du fait du phénomène progressif de l'angiogenèse, il est possible que les micro-vaisseaux (par l'intermédiaire du produit de contraste) ne génèrent pas un signal suffisant pour augmenter le contraste en IRM. La présence de micro-vaisseaux néoformés est alors uniquement révélée par les prélèvements histologiques. La composante de « cellules tumorales isolées » est composée d'un parenchyme fonctionnellement et morphologiquement intact et de cellules tumorales isolées. Elle ne contient pas de micro-vaisseaux néoformés, mais elle est associée à un œdème. Du fait de l'absence de micro-angiogenèse, il n'y a pas d'augmentation de contraste en IRM. Cependant, à cause de la présence de l'œdème, cette composante est révélée en IRM sous forme d'un hyposignal en T1 et d'un hypersignal en T2 et au scanner par une hypodensité (Daumas-Duport & al, 2000 et Varlet & al, 2005).

La classification de l'hôpital Sainte-Anne ne reconnaît pas les astrocytomes diffus ou anaplasiques. De ce fait, la classification des astrocytomes « Sainte-Anne/Mayo Clinic », établit dans les années 1980 sur la base de la classification de l'OMS, est considérée comme obsolète (Daumas-Duport & al, 2000 et Varlet & al, 2005). La classification actuelle de l'hôpital Sainte-Anne comporte trois catégories histologiques : les oligodendrogliomes ou oligo-astrocytomes de grades A ou B et les glioblastomes.

Oligodendrogliomes

Les oligodendrogliomes sont des tumeurs qui se développent, durant une longue période, sous forme de cellules tumorales isolées utilisant le réseau capillaire du parenchyme infiltré. Ces tumeurs sont donc faiblement angiogéniques et la composante de tissu tumoral solide n'est pas toujours présente. Il en résulte une prise de contraste et une présence du tissu tumoral solide inconstantes en IRM. Le développement d'une composante de tissu tumoral solide et d'une micro-angiogenèse est indicateur d'une progression maligne (figure 1). Ainsi, les oligodendrogliomes de grade A sont purement infiltrants et les oligodendrogliomes de grade B sont composés de tissu tumoral solide et de cellules tumorales isolées (Daumas-Duport & al, 2000 et Varlet & al, 2005). D'après une étude menée par l'hôpital Sainte-Anne, les oligodendrogliomes et les oligo-astrocytomes présentent le même aspect en imagerie médicale et aucune différence dans la durée de survie n'a été observée entre les patients atteints d'oligodendrogliomes ou d'oligo-astrocytomes. Ces deux types de tumeurs peuvent donc être regroupés dans une même catégorie (Varlet & al, 2005).

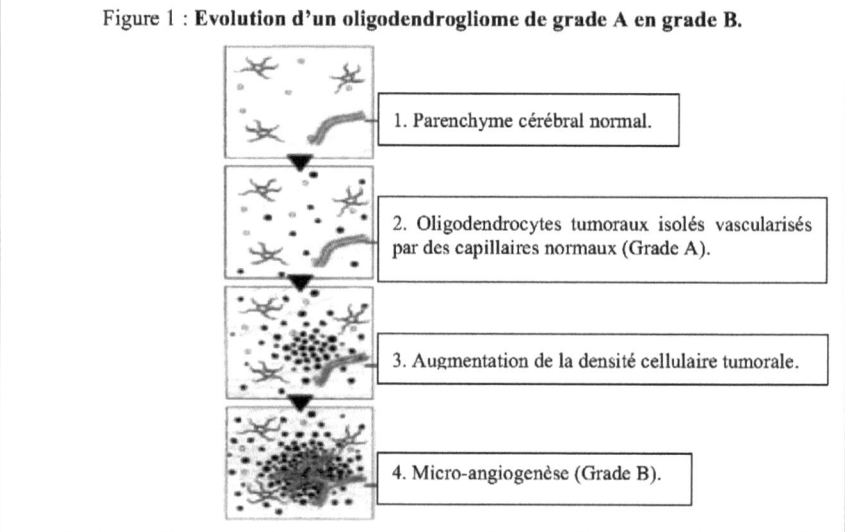

Figure 1 : **Evolution d'un oligodendrogliome de grade A en grade B.**

1. Parenchyme cérébral normal.
2. Oligodendrocytes tumoraux isolés vascularisés par des capillaires normaux (Grade A).
3. Augmentation de la densité cellulaire tumorale.
4. Micro-angiogenèse (Grade B).

Les oligodendrogliomes se présentent, dans un premier lieu, sous forme de « cellules tumorales isolées », utilisant les capillaires sanguins du parenchyme infiltré (grade A). L'apparition de la composante de « tissu tumoral solide » et de micro-angiogenèse révèle la progression maligne de la tumeur (grade B).
Varlet & al. – Oligodendrogliomes et oligo-astrocytomes : critères diagnostiques et grading de malignité selon l'OMS et l'hôpital Sainte-Anne (2005). Neurochirurgie.

Les oligodendrogliomes sont composés de cellules tumorales isolées, dont le cytoplasme n'est pas visible avec les colorations habituelles. Cependant, ces cellules sont identifiables par leurs caractéristiques nucléaires. Les noyaux cellulaires présentent un aspect de « noyau nu », une forme ronde et une membrane bien contrastée. Ces cellules tumorales ont un aspect dit « en bouton », du fait de la présence d'amas chromatiniens. Dans la substance blanche, elles sont disséminées dans une trame fibrillaire d'axones et d'astrocytes présentant un aspect fibrillaire (figure 2a et 2b). Au niveau du cortex, ces cellules tumorales isolées peuvent présenter un halo clair périnucléaire et former une satellitose périneuronale caractéristique (figure 2c). En IRM, les oligodendrogliomes purement infiltrants ne prennent pas le contraste, en T1, mais présentent, en T2, un hypersignal aux contours nets et réguliers englobant la substance blanche et le cortex sous-jacents (figure 3). Néanmoins, les limites de l'hypersignal peuvent être floues dans le cadre d'une tumeur très étendue (Daumas-Duport & al, 2000 et Varlet & al, 2005).

Figure 2 : **Aspects histologiques d'oligodendrogliomes de grade A.**

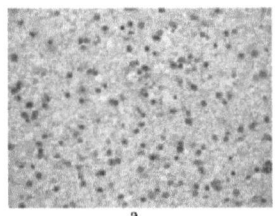 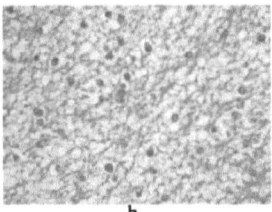 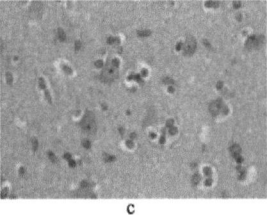

a b c

a et b. Dans la substance blanche, les oligodendrogliomes purement infiltrants sont composés de cellules tumorales isolées à noyau rond dispersées dans une trame fibrillaire (a) constituée d'axones myélinisés et d'astrocytes réactifs (coloration bleu au Luxol) (b).
c. Au niveau du cortex, les cellules tumorales isolées présentent un halo périnucléaire et forment une satellitose périneuronale caractéristique. (Coloration à l'hémalun-phloxine, x600)
Varlet & al. – Oligodendrogliomes et oligo-astrocytomes : critères diagnostiques et grading de malignité selon l'OMS et l'hôpital Sainte-Anne (2005). Neurochirurgie.

Figure 3 : **Aspects d'un oligodendrogliome de grade A en IRM.**

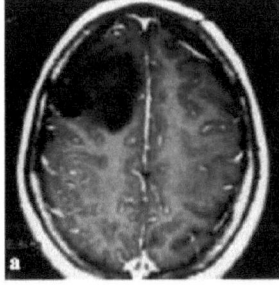 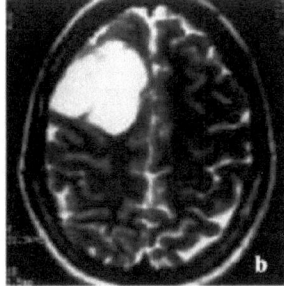

a. En IRM T1, l'oligodendrogliome purement infiltrant ne prend pas le contraste.
b. En IRM T2, l'oligodendrogliome de grade A est visible par la présence d'un hypersignal aux contours nets et réguliers, englobant le cortex et la substance blanche.
Daumas-Duport & al. – Gliomes : classifications de l'OMS et de l'hôpital Sainte-Anne (2000). Annales de pathologie.

Les oligodendrogliomes de structure mixte solide et infiltrante (grade B) sont composés d'un tissu tumoral solide, qui peut présenter un aspect typique en « nid d'abeille » (figure 4) ou être constitué de cellules à cytoplasme éosinophile exprimant la protéine acide fibrillaire gliale (GFAP). En imagerie, la composante de tissu tumoral solide est révélée par une prise de contraste variable et les cellules tumorales isolées par un hyposignal en IRM T1, un hypersignal en IRM T2 et une hypodensité au scanner. Ces tumeurs présentent donc un aspect hétérogène en imagerie (figure 5). Cependant, les oligodendrogliomes de grade B peuvent facilement être reconnaissables lorsque des calcifications sont visibles au scanner, l'hypersignal en IRM T2 présente des contours nets et réguliers englobant la substance blanche et le cortex, et lorsque la prise de contraste est multicentrique et multinodulaire (Daumas-Duport & al, 2000 et Varlet & al, 2005).

Figure 4 : **Aspect histologique d'oligodendrogliome de grade B.**

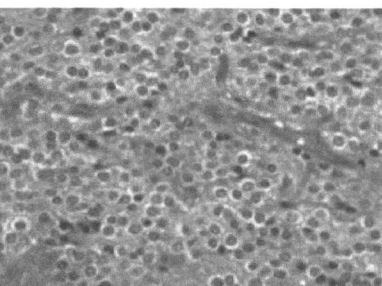

Les oligodendrogliomes de grade B présentent un tissu tumoral solide avec un aspect typique en « nid d'abeille » du fait de la juxtaposition des cellules tumorales. De plus, une hyperplasie endothéliale est également observée (coloration à l'hémalun-phloxine, x400).
Varlet & al. – Oligodendrogliomes et oligo-astrocytomes : critères diagnostiques et grading de malignité selon l'OMS et l'hôpital Sainte-Anne (2005). Neurochirurgie.

Figure 5 : **Aspect d'un oligodendrogliome de grade B en IRM.**

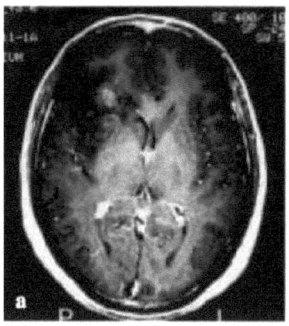 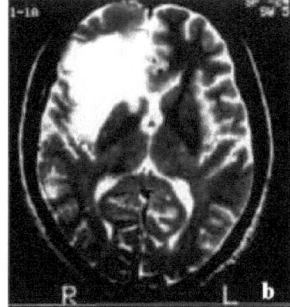

a. En IRM T1, l'oligodendrogliome de grade B est visible par la présence de deux foyers de prise de contraste modérée et une large zone d'hyposignal.
b. En IRM T2, l'oligodendrogliome à structure mixte est révélé par un hypersignal homogène englobant la substance blanche et le cortex.
Daumas-Duport & al. – Gliomes : classifications de l'OMS et de l'hôpital Sainte-Anne (2000). Annales de pathologie.

Glioblastomes

Les glioblastomes sont toujours composés d'un tissu tumoral et de cellules tumorales isolées. Le tissu tumoral comporte des éléments indifférenciés et des astrocytes différenciés dans des proportions variables. Les éléments indifférenciés présentent un cytoplasme peu ou non visible. Les astrocytes expriment la GFAP et sont polymorphes d'une tumeur à l'autre, mais aussi au sein d'une même tumeur. Les critères histologiques nécessaires au diagnostic des glioblastomes sont la présence d'une différenciation astrocytaire, de mitoses, d'atypies nucléaires, de nécrose et d'une forte prolifération vasculaire (gros vaisseaux thrombosés et microvascularisation). Les cellules tumorales isolées sont des éléments indifférenciés composés d'un « noyau nu » de forme oblongue, d'une membrane nucléaire peu visible et d'un cytoplasme peu ou pas visible. Ces cellules n'expriment pas la GFAP et n'ont pas d'amas chromatiniens. En IRM T1, les glioblastomes sont révélés par une prise de contraste annulaire de faible épaisseur, correspondant à la partie nécrosée du tissu tumoral, et à un œdème péritumoral, correspondant aux cellules tumorales isolées (figure 6a). En IRM T2, les glioblastomes apparaissent sous forme d'un hypersignal en forme de « doigt de gant » (figure 6b) (Daumas-Duport & al, 2000).

Figure 6 : **Aspect d'un glioblastome en IRM.**

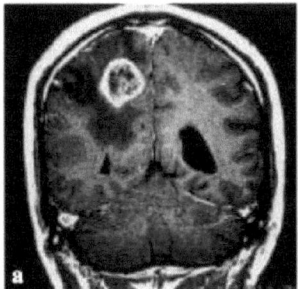 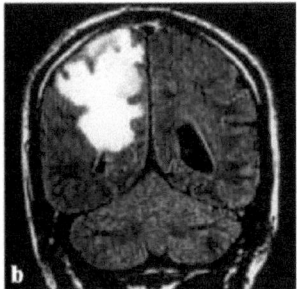

a. En IRM T1, le glioblastome présente un contraste sous forme d'un anneau (tissu tumoral en partie nécrosé) et un œdème péritumoral (cellules tumorales isolées).
b. En IRM T2, le glioblastome apparaît sous forme d'un hypersignal en « doigt de gant ».

Daumas-Duport & al. – Gliomes : classifications de l'OMS et de l'hôpital Sainte-Anne (2000). Annales de pathologie.

Grâce à l'utilisation des données cliniques, de l'imagerie médicale et des prélèvements histologiques, la classification de l'hôpital Sainte-Anne permet de réaliser un diagnostic correct et de palier aux défauts de la classification de l'OMS (Daumas-Duport & al, 2000). Cependant, la classification de l'hôpital Sainte-Anne et celle de l'OMS ne permettent pas l'identification aisée et précise des tumeurs chimiosensibles, car les critères utilisés pour le diagnostic ne sont pas assez restrictifs. L'identification de marqueurs moléculaires spécifiques et des voies de gliomagenèse pourrait permettre la conception d'une classification future et ainsi améliorer le diagnostic et la prise en charge thérapeutique des gliomes (Taillibert & al, 2004).

3. Nouvelles classifications

De nombreux travaux, réalisés ces dernières années, ont amélioré la compréhension du phénomène de gliomagenèse au niveau biologique et ont mis en évidence une hétérogénéité moléculaire au sein des différentes classes de gliomes. La notion de classes moléculaires a alors été suggérée (Huse & al, 2011). Ainsi, divers travaux ont été réalisés afin d'essayer de déterminer une nouvelle classification des gliomes. Pour les gliomes de bas grade, plusieurs classifications moléculaires ont été proposées, mais aucune ne fait l'objet d'un consensus et n'est officiellement reconnue.

Diverses études ont mis en évidence des différences dans l'expression de certains gènes entre les gliomes de bas grade et les glioblastomes, mais également entre les glioblastomes primaires et secondaires. Des études ont alors essayé de définir des classes transcriptionnelles de glioblastomes par la recherche de signatures transcriptionnelles. Une signature transcriptionnelle est associée à des altérations dans le nombre de copies de chromosomes, dans les séquences d'ADN (Acide DésoxyriboNucléique), dans certaines voies signalétiques et dépend de la méthylation de l'ADN. Différentes classifications des sous-types de glioblastomes ont alors été proposées. Actuellement, il n'existe aucun consensus sur les sous-types de glioblastomes, cependant certains sous-types ont été identifiés dans plusieurs études (Huse & al, 2011).

Phillips et ses collaborateurs proposent une classification des gliomes de haut grade basée sur l'étude de 35 gènes. Trois classes de gliomes de haut grade sont définies. Les classes sont nommées proneurale, proliférative et mésenchymale. La classe proneurale est constituée d'astrocytomes anaplasiques (grade III selon l'OMS) et de glioblastomes (grade IV selon l'OMS), alors que les classes prolifératives et mésenchymales sont constituées uniquement de glioblastomes (Phillips & al, 2006). Les principaux gènes, formant la signature proneurale, sont impliqués dans le phénomène de neurogenèse, ceux de la signature proliférative dans la prolifération cellulaire et ceux de la signature mésenchymale dans le phénomène d'angiogenèse. Les patients de la classe proneurale sont plus jeunes que ceux des deux autres classes. Les tumeurs des classes proneurales et prolifératives sont des tumeurs primitives, mais peuvent se transformer en tumeurs mésenchymales. Les classes mésenchymales et prolifératives sont associées à une courte durée de survie, alors que la classe proneurale présente une durée de survie plus longue (Huse & al, 2011 et Phillips & al, 2006).

Verhaak et ses collaborateurs présentent une autre classification basée sur les données collectées lors du projet Cancer Genome Atlas. Quatre classes sont alors définies : proneurale, neurale, mésenchymale et classique. La classe classique et la classe mésenchymale sont associées aux astrocytes, la classe proneurale aux oligodendrocytes et la classe neurale aux oligodendrocytes et astrocytes (Verhaak & al, 2010). La classe classique se caractérise par une amplification et/ou une mutation de l'EGFR (Epidermal Growth Factor Receptor), la classe mésenchymale par une perte et/ou une mutation de NF1 (Neurofibromine 1), la classe proneurale par une mutation de l'IDH (Ispcitrate DesHydrogenase) et/ou une amplification du PDGFRA (Platelet-Derived Growth Factor Receptor Alpha) et la classe neurale par l'expression de marqueurs neuronaux (Huse & al, 2011 et Verhaak & al, 2010). L'âge des patients de la classe proneurale est inférieur à celui des autres classes. Une thérapie agressive (chimiothérapie et radiothérapie concomitantes ou plus de trois cycles de chimiothérapie) augmente significativement la survie des patients des classes classiques et mésenchymales. Une efficacité d'une telle thérapie est suggérée pour la classe neurale, alors qu'aucun impact n'est détecté sur la survie des patients de la classe proneurale (Verhaak & al, 2010).

Une comparaison entre les schémas de classification de Phillips et de Verhaak révèle une très forte concordance entre la classe proneurale de Phillips et celle de Verhaak et entre la classe mésenchymale de Phillips et celle de Verhaak. Parallèlement, ces deux classes ont également été mises en évidence dans d'autres études. L'ensemble de ces études suggère que la signature mésenchymale est caractéristique des glioblastomes primaires, alors que la signature proneurale prévaut dans les gliomes de bas grade et les glioblastomes secondaires. Les classes mésenchymales et proneurales semblent donc être des sous-classes probables des glioblastomes, cependant d'autres approches de l'analyse transcriptionnelle des glioblastomes ont également été développées et validées (Huse & al, 2011).

Les classifications moléculaires des gliomes se développent, en raison de nombreux travaux qui ont mis en évidence les altérations génétiques présentes dans les gliomes, et afin d'essayer de palier aux défauts de la classification de l'OMS. Cependant, actuellement aucune classification moléculaire n'est internationalement reconnue. En conséquence, les données épidémiologiques sont basées principalement sur la classification de l'OMS.

B. Epidémiologie

1. Incidence

L'évaluation de l'incidence annuelle des gliomes s'avère une tâche délicate, du fait de la rareté des données épidémiologiques descriptives et de l'évolution de la classification, rendant problématique la comparaison des données dans le temps (Réseau de cancérologie d'Aquitaine, 2010). Les données épidémiologiques sont issues, d'une part, de registres de cancers qui ont été mis en place dans un certain nombre de pays (réseau FRANCIM en France) et à diverses échelles (nationale, régionale, etc.). D'autre part, il existe des registres spécialisés des tumeurs cérébrales, dont le registre des tumeurs cérébrales en Gironde, le registre national des tumeurs solides de l'enfant en France, le CBTRUS (Central Brain Tumor Registry of the United States) aux Etats-Unis et le ABTR (Austrian Brain Tumor Registry) en Autriche (Baldi & al, 2010).

L'incidence générale (âge ajusté) des tumeurs cérébrales primitives et du système nerveux central est de 19,89/100000 personnes/an. L'incidence de ces tumeurs, pour les enfants âgés de 0 à 19 ans, est de 5,05/100000 personnes/an, et, pour les personnes de 20 ans et plus, de 25,86/100000 personnes/an (CBTRUS, 2012). Chez les enfants, les tumeurs cérébrales primitives et du système nerveux central sont le 2ème type de cancer le plus fréquent après la leucémie et constituent les tumeurs solides les plus fréquentes avant l'âge de 15 ans (Registre national des tumeurs solides de l'enfant, 2006). L'incidence des tumeurs cérébrales primitives et du système nerveux central en fonction de l'âge et de la nature des tumeurs (malin ou bénin) est représentée dans la figure 7.

Figure 7 : **Incidence générale annuelle (âge ajusté) des tumeurs cérébrales primitives et du système nerveux central en fonction de l'âge des personnes atteintes et de la nature maligne ou bénigne des tumeurs.**

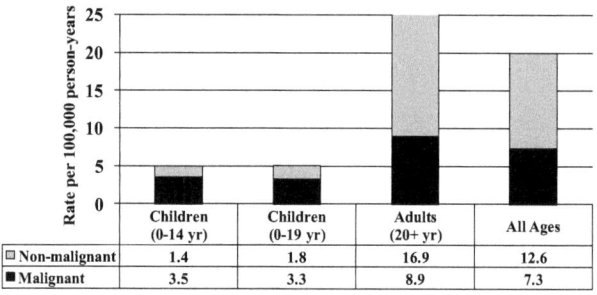

	Children (0-14 yr)	Children (0-19 yr)	Adults (20+ yr)	All Ages
Non-malignant	1.4	1.8	16.9	12.6
Malignant	3.5	3.3	8.9	7.3

L'incidence des tumeurs cérébrales primitives et du système nerveux central a été déterminée pour trois catégories d'âges (enfants de 0 à 14 ans, enfants de 0 à 19 ans et adultes âgés de plus de 20 ans), ainsi qu'en fonction de la nature maligne ou bénigne des tumeurs.
L'incidence des ces tumeurs s'avère plus élevée chez les adultes que chez les enfants quelque soit la nature des tumeurs. Dans la population adulte, l'incidence des tumeurs bénignes est presque le double de celles des tumeurs malignes, alors que chez les enfants, le phénomène est inverse. Entre les deux classes d'âges d'enfants, l'incidence des tumeurs malignes est légèrement plus forte chez les enfants de 0 à 14 ans, alors que le phénomène est inverse pour les tumeurs bénignes, suggérant les tumeurs malignes cérébrales primitives et du système nerveux centrale apparaissent principalement entre 0 et 14 ans.
CBTRUS. - CBTRUS Statistical report: Primary Brain and Central Nervous System Tumors Diagnosed in the United States in 2004-2008 (2012). National Program of cancer registries.

Les gliomes représentent environ 30% des tumeurs cérébrales primitives et du système nerveux central, et 77 à 80% des tumeurs cérébrales malignes (CBTRUS, 2012 et Schwartzbaum & al, 2006). L'incidence des gliomes malins, chez l'adulte, est de 5/100000 personnes/an (Réseau Onco Poitou Charentes, 2010). Chez les adultes, les gliomes de grade IV sont le 2ème type histologique le plus fréquent (16%) de tumeurs cérébrales primitives et du système nerveux central, et le type histologique le plus fréquent (54%) des gliomes (CBTRUS, 2012). Chez les enfants âgés de 0 à 14 ans et de 15 à 19 ans, les gliomes représentent, respectivement, 53% et 38% des tumeurs cérébrales primitives et du système nerveux central, et 68% et 73% des tumeurs cérébrales malignes. L'incidence des gliomes malins, chez les enfants âgés de 0 à 19 ans, est de 0,57/100000 personnes/an (CBTRUS, 2012). Pour les enfants âgés de moins de 15 ans, les gliomes de grade I sont le type histologique le plus fréquent (18%) des tumeurs cérébrales primitives et du système nerveux central et des gliomes (70%) (CBTRUS, 2012 et Réseau de cancérologie d'Aquitaine, 2010). Les incidences des différents grades de gliomes (grades I à IV), chez les enfants et les adultes, sont représentées dans la figure 8.

Figure 8 : **Incidences des gliomes, selon le grade, chez les enfants et les adultes.**

	%	Incidences enfants (< 15 ans)	%	Incidences adultes (≥ 15 ans)
Gliomes G1	70,59	0,80	2,17	0,17
Gliomes G2	5,88	0,07	12,00	0,96
Gliomes G3	11,76	0,13	9,67	0,77
Gliomes G4	11,76	0,13	68,33	5,45
Gliomes non précisés	0	0	7,83	0,62

Chez les enfants âgés de moins de 15 ans, l'incidence est la plus élevée pour les gliomes de grade I (0,80/100000 personnes/an) et la plus faible pour les gliomes de grade II (0,07/100000 personnes/an). L'incidence est similaire pour les gliomes de grade III et IV (0,13/100000 personnes/an). Chez les adultes, l'incidence est la plus forte pour les gliomes de grade IV (5,45/100000 personnes/an). Les incidences pour les trois autres grades sont inférieures à 1/100000 personnes/an avec la plus faible incidence pour les gliomes de grade I (0,17/100000 personnes/an).
Réseau de cancérologie d'Aquitaine. – Référentiel régional. Prise en charge des gliomes intracrâniens infiltrant de l'adulte et de l'enfant (2010).

L'incidence des gliomes est plus élevée chez les hommes (7,17/100000 personnes/an) que chez les femmes (5,07/100000 personnes/an). De plus, elle est la plus faible pour les enfants âgés de 0 à 19 ans et la plus élevée chez les adultes entre 74 et 84 ans. En outre, elle est également statistiquement plus élevée chez les personnes de race blanche par rapport aux personnes de race noire (CBTRUS, 2012). L'incidence des tumeurs cérébrales primaires malignes varie, d'un ordre de quatre fois, entre les pays à forte incidence et ceux à faible incidence. Cependant, les incidences les plus fortes sont obtenues dans les pays ayant les meilleurs accès aux soins et aux traitements. D'autre part, les variations dans les méthodes diagnostiques et dans le recueillement des données épidémiologiques rendent les comparaisons géographiques difficiles et délicates (Schwartzbaum, 2006). Néanmoins, la possibilité d'une authentique variation géographique de l'incidence des tumeurs cérébrales primitives malignes n'est pas à exclure (Baldi & al, 2010 et Schwartzbaum, 2006).

Pendant la période de 1970 à 1990, une augmentation faible, mais significative (1%), de l'incidence des gliomes a été observée dans une majorité de pays. Outre la possibilité d'une réelle augmentation de l'incidence de gliomes, cette variation apparente résulte également d'autres facteurs. En premier lieu, elle pourrait s'expliquer par l'amélioration de l'accès à l'imagerie et du diagnostic par imagerie. En effet, les registres révèlent une augmentation de l'incidence jusqu'au milieu des années 1980, puis une stabilisation à partir des années 1990, correspondant à l'émergence des scanners et IRM. En deuxième lieu, le vieillissement de la population et donc l'augmentation de l'espérance de vie sont également des facteurs influant sur l'incidence des gliomes, principalement pour la population de plus de 70 ans (Baldi & al, 2010 ; Réseau de cancérologie d'Aquitaine, 2010 et Schwartzbaum & al, 2006). En outre, l'adaptation des traitements, comme la neurochirurgie aux personnes âgées et les modifications des classifications histologiques des gliomes, sont d'autres facteurs à prendre en compte (Baldi & al, 2010 et Schwartzbaum & al, 2006).

2. Facteurs de risque de la survenue de gliomes

L'étiologie des gliomes est actuellement inconnue. Néanmoins, quelques facteurs (radiations ionisantes à hautes doses et syndromes de prédisposition génétique) ont été identifiés et confirmés comme augmentant le risque de survenue de gliomes (Hatch & al, 2005 ; Kyritsis & al, 2011 ; Wrensch & al, 2005). Cependant, ces facteurs de risque ne sont responsables que d'un petit nombre de cas de gliomes. Actuellement, de nombreuses études examinent l'influence de divers facteurs sur le risque de survenue de gliomes, mais l'identification formelle de ces facteurs est problématique (figure 9). En effet, certaines données, comme la durée minimale d'exposition ou le seuil toxique, sont souvent inconnues, rendant problématique l'estimation de l'exposition aux facteurs de risque extrinsèques. En outre, la majorité des études se base sur un questionnaire. Les réponses proviennent directement du patient ou d'une tierce personne si le malade n'est pas en mesure de répondre (troubles du langage, décès, etc.). Ceci induit alors un certain degré d'approximation, s'additionnant aux biais possibles survenant lors de l'observation de la population humaine (Baldi & al, 2010).

Figure 9 : **Facteurs influençant la survenue d'un gliome.**

Augmentation du risque	Pas d'influence démontrée	Diminution probable du risque
Âge	Composés nitrosés	Allergies
Ethnie	Tabac	Maladies auto-immunes
Sexe	Alcool	Consommation d'antioxydants
Syndromes de prédisposition	Aspartame	Infections par certains virus
Polymorphisme génétique	Acrylamide	Anti-inflammatoires
Radiothérapie encéphalique		Traitement hormonal substitutif
	Champs électromagnétiques	
	Pesticides	

Certains facteurs augmentant le risque de survenue d'un gliome sont formellement identifiés, comme un âge avancé, le sexe masculin, la race blanche, ainsi que certains syndromes de prédisposition génétique et les radiations ionisantes. Certains polymorphismes génétiques augmenteraient également ce risque. D'autres facteurs ont été identifiés comme éléments pouvant diminuer le risque. Ceci comprend des maladies atopiques (astme, eczéma, allergies) et auto-immunes, des infections virales (virus varicelle-zona) et la prise de certains aliments ou médicaments. D'autres facteurs, comme le tabac, l'alcool, les composés nitrosés, ainsi que les radiations électromagnétiques et les pesticides, n'ont pas démontré d'influence sur le risque.
Baldi & al. – Epidémiologie des glioblastomes (2010). Neurochirurgie.

Certains syndromes héréditaires ont été identifiés comme facteurs de risque des gliomes, cependant ces maladies sont rares et ne sont responsables que de 1% des gliomes (Bondy & al, 1994 et Liu & al, 2012). Quatre principaux syndromes héréditaires ont actuellement été identifiés comme facteurs de risque des gliomes.

Le premier syndrome héréditaire est le syndrome de Li-Fraumeni. Il s'agit d'un syndrome génétique familial, à transmission autosomique dominante, prédisposant au cancer du sein, au sarcome, à la leucémie et aux tumeurs cérébrales (gliomes). Dans certaines familles, ce syndrome est associé à une mutation du gène de p53 (protein 53) sur le chromosome 17p, pouvant induire une dérégulation du cycle cellulaire, favorisant ainsi la formation et la croissance tumorale (Bondy & al, 1994).

Un deuxième syndrome identifié, comme facteur de risque, est la neurofibromatose de type 1 ou maladie de Recklinghausen qui est une des maladies génétiques, à transmission autosomique dominante, les plus fréquentes. Les astrocytomes de bas grade et les gliomes du nerf optique sont des tumeurs du système nerveux central communément développées lors de cette maladie (Bondy & al, 1994). Le gène NF1 code pour une protéine, la neurofibromine. Cette protéine régule l'activité de la protéine Ras (Rat sarcoma viral oncogene homolog), en participant à la transition de la forme active de Ras à la forme inactive. Ras est une protéine qui favorise, entre autres, la division cellulaire. Lors de la neurofibromatose, le gène NF1 est muté, induisant la production d'une protéine neurofibromine tronquée qui ne peut plus réguler l'activité de la protéine Ras. Ainsi, la division cellulaire est soutenue et le développement tumoral favorisé (Encyclopédie Orphanet, 2006). Outre la neurofibromatose de type 1, la neurofibromatose de type 2 peut également prédisposer à la formation de gliomes. La neurofibromatose de type 2 a une incidence dix fois moins élevée que la neurofibromatose de type 1. Cette maladie résulte de la délétion du bras long du chromosome 22 induisant principalement le développement de méningiomes, de gliomes et de neurofibromes spinaux (Bondy & al, 1994).

La sclérose tubéreuse de Bourneville est un troisième syndrome identifié comme facteur à risque des gliomes. Cette maladie est une maladie génétique progressive à transmission autosomique dominante. Cette maladie se caractérise principalement par des hamartomes (malformation tissulaire d'aspect tumoral résultant d'une anomalie dans la genèse d'un organe ou d'un tissu avant la naissance) de la peau, du système nerveux central et des reins. Des astrocytomes et des glioblastomes sont associés à cette maladie dans 5% des cas (Bondy & al, 1994). Les gènes suppresseurs de tumeurs TSC1 (Tuberous Sclerosis Complex 1) (chromosome 9) et TSC2 (chromosome 16) sont mutés lors de cette maladie. Ceci induit une absence des protéines hamartine (gène TSC1) ou tubérine (gène TSC2) ou leur production sous une forme anormale, rendant le complexe hamatine-tubérine absent ou inactif. Il n'y a alors plus d'inhibition de la voie de mTOR (mammalian Target Of Rapamicin), favorisant, entre autres, la croissance et la prolifération cellulaire.

Le quatrième syndrome héréditaire identifié est le syndrome de Turcot. Ce syndrome est une maladie génétique rare, à transmission autosomique dominante.

Cette maladie se caractérise par des polypes adénomateux du colon et du rectum, ainsi que par l'apparition de tumeurs cérébrales (glioblastomes et médulloblastomes) (Bondy & al, 1994).

Les radiations ionisantes sont également officiellement reconnues comme un facteur de risque extrinsèque de la survenue de gliomes (principalement des gliomes de haut grade), cependant elles seraient responsables de moins de 1% des gliomes (Carret & al, 2006). Les radiations ionisantes ont été établies comme facteur de risque grâce à diverses études mettant en évidence la possibilité de développement de gliomes de haut grade à la suite d'un traitement par radiations ionisantes au niveau crânien (Bien & al, 2009 ; Carret & al, 2006 et Davis & al, 2011). Pour être considérées comme des gliomes résultant d'une radiothérapie, ces tumeurs doivent se développer dans la zone préalablement irradiée, être d'un type histologique différent de la lésion primaire et survenir après un temps de latence par rapport à la radiothérapie. La présence de syndromes de prédisposition doit également être écartée (Bien & al, 2009). Des études à long terme sur des patients traités par radiations, dans leur enfance, pour une leucémie lymphoblastique aiguë ou un tinéa capitis ont révélé une augmentation significative (de l'ordre de deux fois) du risque de développement de gliomes (Carret & al, 2006 et Davis & al, 2011). Ce risque dépend à la fois de l'âge du patient et de la dose de rayons administrée. En effet, plus le patient est jeune et plus la dose de radiations est élevée, plus le risque de développer un gliome par la suite augmente (Carret & al, 2006).

Les données épidémiologiques révèlent que les gliomes sont des cancers assez rares en général, cependant ils constituent les tumeurs cérébrales malignes les plus fréquentes. Les causes exactes de développement de ces tumeurs ne sont pas encore connues, rendant la prévention et le diagnostic précoce quasiment impossible. En outre, les gliomes de haut grade sont encore mortels, notamment à cause d'une forte complexité tumorale, rendant les traitements actuels que moyennement efficaces.

C. Complexité tumorale

1. Environnement cellulaire

Le tissu tumoral se constitue à la fois de cellules tumorales et du stroma, un tissu non tumoral provenant de l'hôte. Les cellules des deux composantes réalisent des interactions réciproques et induisent la formation d'un microenvironnement favorable au développement tumoral. Au niveau cérébral, les principales cellules du stroma sont des cellules endothéliales, des cellules inflammatoires (macrophages périvasculaires), des péricytes et des astrocytes (figure 10). Malgré l'absence de malignité de ces cellules, le stroma joue un rôle essentiel dans le développement de la tumeur, car il assure les fonctions de tissu de soutien et de tissu nourricier auprès des cellules tumorales (Billottet & al, 2008).

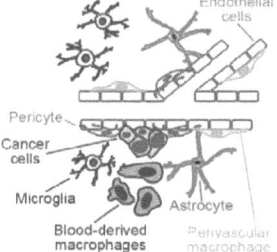

Figure 10 : **Représentation schématique des principaux types cellulaires constituant le microenvironnement tumoral au niveau cérébral.**

Le tissu tumoral se constitue à la fois de cellules cancéreuses et de cellules du stroma. Le stroma est un tissu non malin servant de tissu de soutien et de tissu nourricier (vaisseaux sanguins) aux cellules cancéreuses. Les principales cellules, constituant le stroma cérébral, sont les cellules endothéliales, les péricytes, les astrocytes et des cellules inflammatoires/immunitaires (microglie, macrophages).
Lorger M. – Tumor microenvironment in the brain (2012). Cancers.

La néovascularisation tumorale permet l'apport d'éléments nutritifs et d'oxygène aux cellules cancéreuses. Elle est donc indispensable à la croissance tumorale (Billottet & al, 2008). De ce fait, la prolifération vasculaire est utilisée comme marqueur histopathologique dans la classification des gliomes (Oliver & al, 2009). La néovascularisation résulte de divers mécanismes. D'une part, la densité du réseau microvasculaire est augmentée grâce à des phénomènes de remodelage vasculaire, comme l'intussusception (mécanisme d'angiogenèse permettant la formation de nouveaux vaisseaux par subdivision de vaisseaux préexistants grâce à l'établissement de « piliers » dans la lumière du vaisseau). D'autre part, elle résulte de phénomènes d'angiogenèse (développement de nouveaux vaisseaux par bourgeonnement à partir de vaisseaux préexistants), de vasculogenèse (formation d'îlots sanguins, puis de réseaux capillaires à partir de progéniteurs endothéliaux) et de cooptation vasculaire (croissance de cellules tumorales autour de vaisseaux préexistants). Au sein d'une même tumeur, ces phénomènes coexistent, cependant, l'intussusception et la cooptation vasculaire interviennent principalement au début du développement de la tumeur, et l'angiogenèse par bourgeonnement principalement lors de la progression tumorale (Lorger, 2012).

L'angiogenèse est induite et soutenue par les cellules stromales et endothéliales grâce à la sécrétion de facteurs angiogéniques agissant de manière autocrine ou paracrine. En outre, certaines cellules tumorales peuvent synthétiser ou induire la sécrétion de certains facteurs angiogéniques (Billottet & al, 2008). La régulation de l'angiogenèse résulte d'une balance entre des facteurs de croissance angiogénique, comme le VEGF (Vascular Endothelial Growth Factor) ou le bFGF (basic Fibroblast Growth Factor), et des inhibiteurs de l'angiogenèse, comme l'angiostatine ou la trombospondine-1. Des protéases, comme les métalloprotéases matricielles, ou les facteurs régulant la stabilité des interactions entre les cellules endothéliales et les péricytes régulent également l'angiogenèse (Lorger, 2012). La production de facteurs angiogéniques peut résulter d'un stress mécanique, d'une réponse immunitaire ou inflammatoire ou d'un phénomène d'hypoxie (Billottet & al, 2008).

Au sein des gliomes de hauts grades, il existe des zones hypoxiques et nécrotiques. La formation de ces zones résulte d'une forte et rapide prolifération cellulaire, ainsi que d'un système vasculaire abondant, mais souvent tortueux, mal organisé et présentant des anormalités (Bar, 2011 et Oliver & al, 2009). Un gradient de concentration en oxygène s'établit entre les zones cellulaires très proches des vaisseaux sanguins (haute concentration en oxygène) et les zones nécrotiques (faible concentration en oxygène) (Semenza, 2010). Parallèlement à ce gradient d'oxygène, un gradient inverse de pH s'instaure, avec le pH le plus acide au niveau des zones hypoxiques. Ainsi le pH extracellulaire est plutôt acide (5,6 à 6,8), alors que le pH intracellulaire est neutre à légèrement alcalin (7,2 à 7,5) (Chiche & al, 2010).

En réponse à ce phénomène d'hypoxie et de concert avec des altérations génétiques, les cellules cancéreuses activent les voies de signalisation de HIF (Hypoxia-Inducible Factor). HIF-1 est une protéine hétérodimérique composée des sous-unités HIF-1β et HIF-1α. En conditions de normoxie, la sous-unité HIF-1α subit une hydroxylation, dépendante de l'oxygène, sur la proline en position 402 et/ou 564 par la PHD2 (Prolyl Hydroxylase Domain Protein 2) et une acétylation. Une interaction se crée alors avec la VHL (Von Hippel-Lindau tumor suppressor protein). La protéine ligase E3 polyubiquitine alors la sous-unité HIF-1α, qui est ensuite dégradée par le protéasome. En conditions d'hypoxie, l'hydroxylation est inhibée, provoquant l'accumulation de la sous-unité HIF-1α qui se dimérise alors avec la sous-unité HIF-1β. Le complexe se lie à une séquence cible d'ADN et active la transcription des gènes cibles (figure 11). HIF-2α est une protéine dont la séquence est similaire à la sous-unité HIF-1α. Elle se dimérise aussi avec la sous-unité HIF-1β et active la transcription d'autres gènes cibles. HIF-3α est un inhibiteur de HIF, dont l'expression est régulée par HIF-1. HIF-1 et HIF-2 activent la transcription de centaines de gènes intervenant notamment dans l'angiogenèse (VEGF, etc.), la survie cellulaire, le métabolisme, la régulation du pH, l'instabilité génétique, etc. (Semenza, 2010).

Figure 11 : **Représentation schématique de la régulation de HIF-1α lors de phénomènes de normoxie et d'hypoxie.**

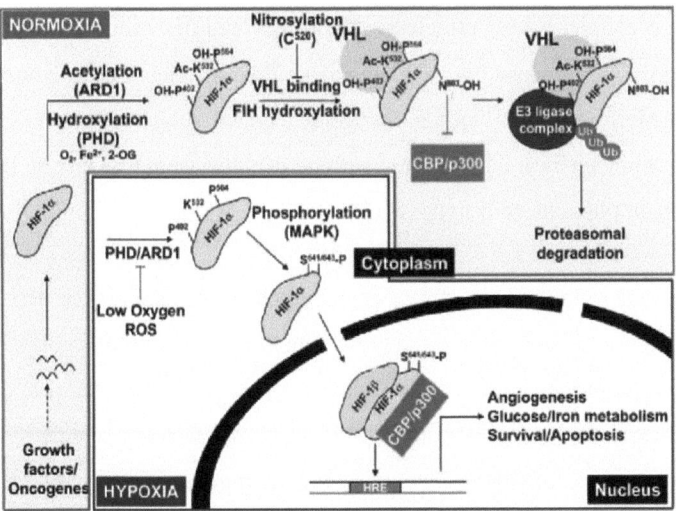

a) **Normoxie :** la sous-unité HIF-1α est hydroxylée de manière O_2-dépendant sur la proline par la PHD et acétylée. Une interaction se réalise alors avec la VHL. La protéine ligase E3 est recrutée et polyubiquitine la sous-unité HIF-1α, qui est ensuite dégradée par le protéasome.
b) **Hypoxie :** l'hydroxylation de la sous-unité HIF-1α est inhibée, mais celle-ci subit une phosphorylation par des MAPK (Mitogen-Activated Protein Kinases). Cette sous-unité s'accumule, puis se dimérise avec la sous-unité HIF-1β. Le complexe se lie alors à des séquences cibles sur l'ADN et induit la transcription de gènes cibles intervenant, entre autres, dans l'angiogenèse, le métabolisme et la survie cellulaire.

Oliver & al. –Hypoxia and the malignant glioma microenvironment: regulation and implications for therapy (2009). Current Molecular Pharmacology.

Lors du développement tumoral, les cellules cancéreuses établissent des liens avec les cellules de leur environnement. Ces interactions réciproques permettent de créer un microenvironnement favorable à la progression tumorale. Outre ces importantes modifications de l'environnement cellulaire, les cellules cancéreuses doivent également effectuer des modifications internes, notamment au niveau du métabolisme, afin de pouvoir soutenir l'activité tumorale.

2. Métabolisme

Une forte activité métabolique est nécessaire pour les cellules tumorales afin d'assurer une rapide prolifération cellulaire. De ce fait, lors de la transformation d'une cellule saine adulte en cellule cancéreuse, des modifications importantes du métabolisme cellulaire sont effectuées. Ainsi, les cellules cancéreuses métabolisent principalement le glucose par glycolyse aérobie au lieu de la phosphorylation oxydative (Marie & al, 2011). Ce changement métabolique résulte, notamment, de l'activation d'oncogènes, de la perte d'activité de gènes suppresseurs de tumeur et de l'adaptation au phénomène d'hypoxie (Chiche & al, 2010).

Dans une cellule adulte saine, le métabolisme du glucose se déroule suivant plusieurs étapes. Après l'entrée du glucose dans la cellule, la molécule de glucose est transformée en pyruvate par glycolyse. En présence d'oxygène (cas majeur), le pyruvate entre dans une mitochondrie, où il intervient dans le cycle de Krebs et donc à la phosphorylation oxydative. En l'absence d'oxygène, le pyruvate est transformé en lactate par glycolyse anaérobie. Le bilan énergétique est de 36 molécules d'ATP (Adénosine TriPhosphates) par molécule de glucose pour la phosphorylation oxydative, alors que la glycolyse anaérobie ne permet que la production de 2 molécules d'ATP par molécule de glucose (Figure 12). Dans une cellule cancéreuse, la transformation du glucose en pyruvate par glycolyse est maintenue, mais avec des variations d'enzymes. Malgré la présence d'oxygène, le pyruvate ne subit pas de phosphorylation oxydative, mais une glycolyse aérobie, par laquelle le pyruvate est transformé en lactate. Le bilan énergétique de la glycolyse aérobie est de 8 molécules d'ATP par molécule de glucose (Figure 12) (Marie & al, 2011).

Figure 12 : Métabolisme d'une cellule normale et d'une cellule cancéreuse.

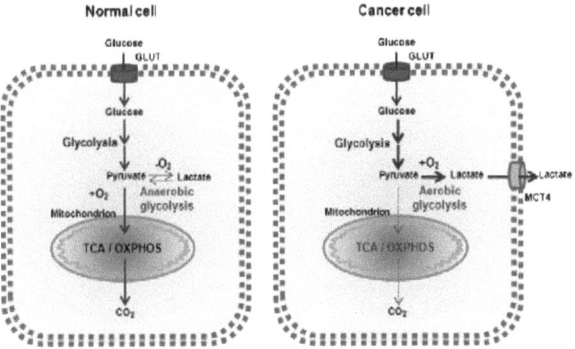

Cellule normale : Après entrée du glucose dans la cellule par son transporteur spécifique GLUT (GLUcose Transporteur), le glucose et transformé en pyruvate par glycolyse. En présence d'oxygène, le pyruvate entre dans le cycle de Krebs (ou TCA : Tricarboxylic Acid Cycle) et donc dans la phosphorylation oxydative (OXPHOS). En absence d'oxygène, le pyruvate est transformé en lactate par glycolyse anaérobie.
Cellule cancéreuse : La transformation du glucose en pyruvate par glycolyse est maintenue. Malgré la présence d'oxygène, le pyruvate ne subit pas de phosphorylation oxydative, mais une glycolyse aérobie qui le transforme en lactate.
Marie & al. – Metabolism and brain cancer (2011). Clinics.

a) Glycolyse

<u>Cellules saines</u>

Le glucose entre dans la cellule grâce à son transporteur spécifique GLUT. Il est ensuite phosphorylé par l'enzyme hexoKinase 2 (HK2) en glucose 6-phosphate (G6P), qui est alors transformé en fructose 6-phosphate (F6P) par l'enzyme glucose 6-phosphate isomérase. Le fructose 6-phosphate est transformé en fructose 1,6-biphosphate par l'enzyme phosphofructokinase 1 (PFK1). Le fructose 1,6-biphosphate est dégradé en dihydroxyacétone phosphate et en glycéraldéhyde 3-phosphate par l'enzyme aldolase. Le glycéraldéhyde 3-phosphate est transformé, par l'enzyme glycéraldéhyde 3-phosphate déshydrogénase, en 1,3-biphosphoglycérate, qui est alors transformé en 3-phosphoglycérate par l'enzyme phosphoglycérate kinase. Le 3-phosphoglycérate est alors converti en 2-phosphoglycérate par l'enzyme phosphoglycérate mutase (PGM). Le 2-phosphoglycérate est ensuite transformé, par l'enzyme énolase, en phosphoénolpyruvate, qui est finalement transformé en pyruvate par l'enzyme pyruvate kinase (PK) (figure 13) (Marie & al, 2011 et Simon, 2009).

Figure 13 : **Glycolyse.**

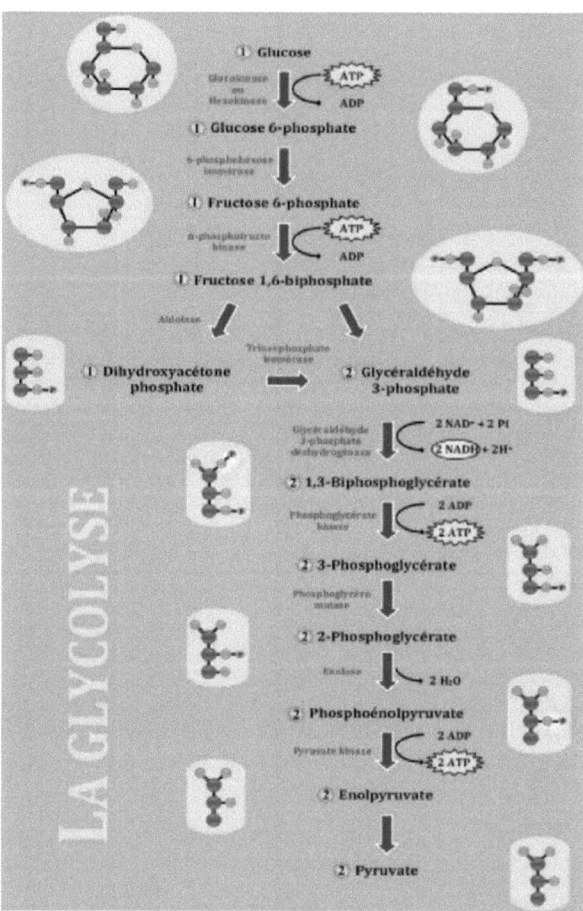

Le glucose est phosphorylé par l'enzyme hexoKinase 2 en glucose 6-phosphate, qui est alors transformé en fructose 6-phosphate par l'enzyme glucose 6-phosphate isomérase. Le fructose 6-phosphate est transformé en fructose 1,6-biphosphate par l'enzyme phosphofructokinase 1. Le fructose 1,6-biphosphate est dégradé en dihydroxyacétone phosphate et en glycéraldéhyde 3-phosphate par l'enzyme aldolase. Le glycéraldéhyde 3-phosphate est transformé, par l'enzyme glycéraldéhyde 3-phosphate déshydrogénase, en 1,3-biphosphoglycérate, qui est alors transformé en 3-phosphoglycérate par l'enzyme phosphoglycérate kinase. Le 3-phosphoglycérate est alors converti en 2-phosphoglycérate par l'enzyme phosphoglycérate mutase. Le 2-phosphoglycérate est ensuite transformé, par l'enzyme énolase, en phosphoénolpyruvate, qui est finalement transformé en pyruvate par l'enzyme pyruvate kinase. La glycolyse permet la production de deux ATP et de deux NADH,H^+ (Nicotinamide Adenine Dinucleotide), pour un bilan énergétique final, après phosphorylation oxydative, de huit molécules d'ATP par molécule de glucose.
Simon. – Métabolisme des glucides (2009). [En ligne], URL : http://www.cours-pharmacie.com/biochimie/metabolisme-des-glucides.html .

Cellules cancéreuses

Les deux modifications, dans les étapes de la glycolyse, concernent la transformation du fructose 6-phosphate en fructose 1,6-biphosphate et la transformation du phosphoénolpyruvate en pyruvate.

Outre le fructose 6-phosphate, l'enzyme phosphofructokinase 1 possède un activateur allostérique, le fructose-2,6-biphosphate (F2,6BP). Cette molécule permet d'outrepasser l'inhibition de la PFK1 par l'ATP et donc de favoriser la glycolyse en présence de faibles taux d'ATP. Le F2,6BP provient de l'interconversion avec le fructose 6-phosphate grâce à l'enzyme 6-phosphofructose-2-kinase/fructose 2,6-biphosphatase (PFKFB). L'isoforme 3 de l'enzyme PFKFB est surexprimée dans les cellules tumorales, permettant ainsi une augmentation de la synthèse du F2,6BP, et favorise donc la glycolyse (figure 15) (Marie & al, 2011).

L'enzyme pyruvate kinase, qui permet la production de pyruvate, existe sous plusieurs isoformes. L'isoforme 1 (PK1) est uniquement exprimée dans les cellules saines et est remplacée par l'isoforme 2 (PK2) dans les cellules cancéreuses. La PK2 existe sous deux formes interchangeables, la forme dimérique (forme inactive) et la forme tétramérique (forme active). La formation de la forme active de PK2 est stimulée par le fructose 1,6-biphosphate, un intermédiaire de la glycolyse. La forme inactive de PK2 ralentit la formation du pyruvate. Ceci permet l'accumulation d'intermédiaires de la glycolyse et favorise leur entrée dans les voies de biosynthèse (Marie & al, 2011).

b) *Métabolisme du pyruvate*

Cellules saines

En présence d'oxygène, le pyruvate entre dans la mitochondrie, où il est transformé en acétyl-CoA (acétyl co-enzyme A) par l'enzyme pyruvate déshydrogénase (PDH). L'acétyl-CoA entre par la suite dans le cycle de Krebs. Parallèlement, il peut également participer à la synthèse des acides aminés. En condition anaérobie, le pyruvate subit une glycolyse anaérobie pendant laquelle il est transformé en lactate par l'enzyme lactate déshydrogénase (LDHA) (Marie & al, 2011).

Cellules cancéreuses

Dans la mitochondrie, le pyruvate n'est pas transformé en acétyl-CoA, car l'activité de l'enzyme PDH est inhibée par une autre enzyme, la pyruvate déshydrogénase kinase 1 (PDK1). De plus, l'activité enzymatique de la LDHA est augmentée. Ceci favorise donc le métabolisme du pyruvate par glycolyse aérobie (du fait de la présence d'oxygène) par rapport au cycle de Krebs et la phosphorylation oxydative (figure 15) (Marie & al, 2011).

c) *Le cycle de Krebs*

Cellules saines

L'acétyl-CoA se condense avec l'oxaloacétate, sous l'influence de l'enzyme citrate synthase, afin de former du citrate. Ce dernier s'isomérise en isocitrate, grâce à l'enzyme aconitase. L'isocitrate est transformé, par l'enzyme isocitrate déshydrogénase (IDH), en oxalosuccinate. Celui-ci est transformé en α-cétoglutarate par une réaction de β-décarboxylation non oxydative. L'α-cétoglutarate est transformé en succinyl-CoA par l'enzyme α-cétoglutarate déshydrogénase. L'enzyme succinate-thiokinase transforme le succinyl-CoA en succinate. Ce dernier subit une déshydrogénation avec formation de fumarate, qui subit une hydratation, catalysée par l'enzyme fumarase, en malate. L'étape finale est la déshydrogénation du malate en oxaloacétate (Figure 14) (Marie & al, 2011 et Simon, 2009).

Figure 14 : **Métabolisme du pyruvate et cycle de Krebs.**

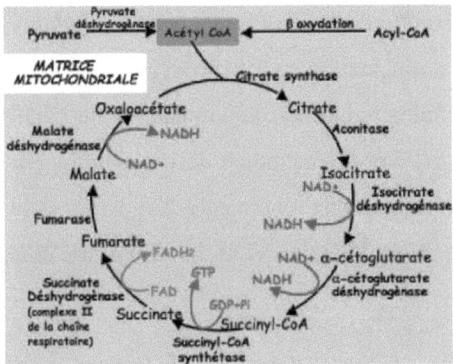

Après transformation du pyuvate en acétyl-CoA, celui-ci entre dans le cycle de Krebs, où il se condense avec l'oxaloacétate pour former du citrate, qui s'isomérise en isocitrate. L'isocitrate se transforme en oxalosuccinate. Celui-ci est converti en α-cétoglutarate, qui est transformé en succinyl-CoA. Ce dernier est transformé en succinate, qui est transformé en fumarate, qui est hydraté pour former le malate. Celui-ci est transformé en l'oxaloacétate. Ce cycle produit trois NADH,H⁺, un FADH₂ (Flavine Adenine Dinucleotide) et un GTP (Guanosine TriPhosphate), ce qui permet une production finale de onze molécules d'ATP par molécule de pyruvate.
Boseret JP. – La respiration cellulaire (2010). [En ligne], URL : http://www.ipboseret.eu/index.php?page=respiration-cell.

Cellules cancéreuses

Du fait de l'inhibition de l'enzyme PDH, et donc l'absence de formation d'acétyl-CoA, le cycle de Krebs est fortement inhibé dans les cellules cancéreuses. En outre, des mutations des enzymes IDH sont fréquemment rencontrées dans les gliomes, dont les glioblastomes secondaires. La majorité des mutations concernent le gène codant l'IDH1 avec comme principale mutation la mutation monoallélique de résidu 132. Des mutations équivalentes ont également été observées sur le gène de l'IDH2, mais sont plus rares. Les enzymes IDH1 et IDH2 interviennent dans la conversion réversible de l'isocitrate en α-cétoglutarate et du $NADP^+$ (Nicotinamide Adenine Dinucleotide) en NADPH, dans le cytoplasme pour l'IDH1 et dans les mitochondries pour l'IDH2 (cycle de Krebs). Les mutations de l'IDH1 induisent une perte de l'activité de décarboxylation oxydative de l'isocitrate en α-cétoglutarate et un gain de fonction pour la réduction NADPH-dépendante du α-cétoglutarate en 2-

hydroxyglutarate (figure 15). Il en résulte, d'une part, une diminution de la concentration en α-cétoglutarate qui inhibe, entre autres, la dégradation de HIFα. D'autre part, la diminution du NADPH (induisant la diminution de glutathion réduit, un antioxydant) et l'augmentation du 2-hydroxyglutarate majorent le niveau de stress oxydatif dans les cellules tumorales. Les mutations de l'IDH1 contribuent donc au développement tumoral par augmentation de l'instabilité génétique. Cependant, ces cellules sont plus sensibles aux dommages oxydatifs, dont ceux induits par les traitements anticancéreux (Labussiere & al, 2010 et Marie & al, 2011).

d)   Gènes suppresseurs de tumeur et oncogènes

Le changement métabolique de la phosphorylation oxydative vers la glycolyse aérobie est également soutenu par des oncogènes et des gènes suppresseurs de tumeur.

TP53

Le gène TP53 (Tumor Protein 53) est un gène suppresseur de tumeur, codant pour la protéine p53 qui assure l'intégrité du génome et contrôle le cycle cellulaire. Parallèlement, cette protéine joue également un rôle complexe dans la régulation du métabolisme glucidique. D'une part, elle limite la glycolyse en diminuant l'expression des transporteurs de glucose (GLUT 1, 3 et 4), en inactivant l'enzyme PGM et en diminuant la concentration en fructose-2,6-biphosphate (activateur allostérique de l'enzyme PFK1) par l'expression de TIGAR (TP53-Induced Glycolysis and Apoptosis Regulator). D'autre part, p53 peut également favoriser la glycolyse par augmentation de l'expression des enzymes HK2 et PGM. En outre, p53 favorise également la phosphorylation oxydative. Dans de nombreux cancers, dont les glioblastomes secondaires, le gène TP53 est muté. Ceci a pour conséquence d'inactiver le gène et ainsi d'appuyer la prolifération cellulaire et l'instabilité génomique, mais aussi de contribuer au changement métabolique dans les cellules cancéreuses (figure 15) (Chiche & al, 2010 et Marie & al, 2011).

MYC

MYC est un oncogène qui régule différents gènes intervenant, notamment, dans le métabolisme, le contrôle du cycle cellulaire et la régulation de l'apoptose. Au niveau métabolique, MYC contribue à la glycolyse en augmentant l'expression des enzymes HK2, PFK1, PK2 et du transporteur du glucose GLUT1. Il participe à la phosphorylation oxydative par activation O_2-dépendant de la glutaminolyse (transformation de la glutamine en glutamate, qui est transformé en α-cétoglutarate, un intermédiaire du cycle de Krebs). Parallèlement, MYC augmente également l'expression de l'enzyme LDHA, qui transforme le pyruvate en lactate. Dans les cellules cancéreuses, l'expression de MYC peut être dérégulée, favorisant ainsi les changements métaboliques (figure 15) (Chiche & al, 2010 et Marie & al, 2011).

Voie de signalisation PI3K/AKT

La voie de signalisation PI3K (Phophoinositide 3 Kinase)/Akt (ou PKB : protein kinase B) est une voie de signalisation jouant un rôle important dans le développement de certaines tumeurs, dont les glioblastomes primaires. Cette voie est constitutivement active du fait de mutations induisant une activité permanente de PI3K ou de l'inactivation de phosphatases dont PTEN (Phosphatase and TENsin homolog). Ainsi, la voie de signalisation PI3K/Akt augmente la glycolyse en augmentant l'expression du transporteur du glucose GLUT, en favorisant l'interaction entre le glucose et l'enzyme HK2, et en stimulant l'enzyme PFK1 (figure 15). Elle avantage également la glycolyse aérobie en promouvant la liaison de HK2 avec des canaux anioniques voltage dépendants (Chiche & al, 20101 et Marie & al, 2011).

HIF-1

Dans les tumeurs solides, dont les gliomes de haut grade, des zones hypoxiques se développent avec activation des protéines HIF. D'un point de vue métabolique, HIF-1 augmente l'expression des transporteurs du glucose, l'activité de toutes les enzymes intervenant dans la glycolyse (sauf l'enzyme PGM) et des enzymes LDHA et PFK1. Il induit également le changement de l'isoforme 1 vers l'isoforme 2 de l'enzyme PK. De plus, il active l'enzyme PDK1 qui inhibe la transformation du pyruvate en acétyl-CoA. HIF joue donc un rôle important dans le changement métabolique des cellules cancéreuses (figure 15) (Chiche & al, 2010 et Marie & al, 2011).

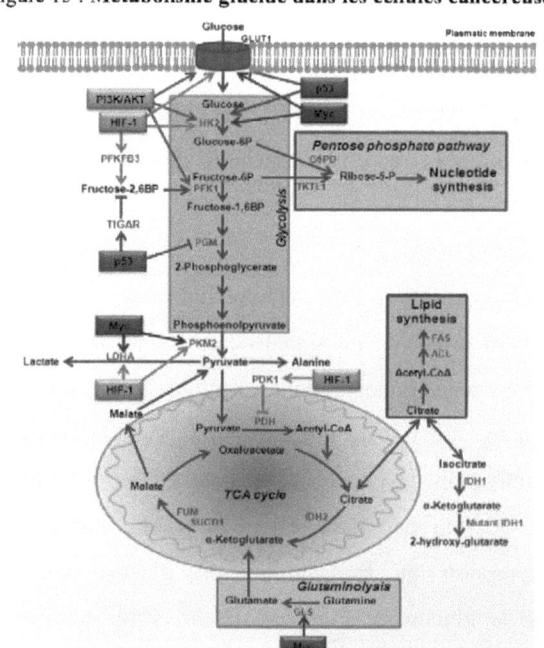

Figure 15 : **Métabolisme glucide dans les cellules cancéreuses.**

Lors de la transformation d'une cellule saine en cellule cancéreuse, un changement métabolique s'effectue, substituant la phosphorylation oxydative par de la glycolyse aérobie. Ce changement est notamment induit par mutations dans des gènes suppresseurs de tumeur (TP53) et des oncogènes (PI3K/AKT, HIF, MYC). L'inactivation de p53, la surexpression de MYC et l'activation de AKT et de HIF favorisent l'entrée du glucose dans la cellule, stimulent l'activité de plusieurs enzymes de la glycolyse (HK2, PFK1, PK2, etc.) et de la glycolyse aérobie (LDHA) et inhibent la transformation du pyruvate en acétyl-CoA. Ceci induit une augmentation de la glycolyse et de la glycolyse aérobie, avec une inhibition de la phosphorylation oxydative.
Marie & al. – Metabolism and brain cancer (2011). Clinics.

e)   Intérêts du changement métabolique et conséquences

D'un point de vue énergétique, l'utilisation préférentielle de la glycolyse aérobie (8 ATP/glucose) par rapport à la phosphorylation oxydative (36 ATP/glucose) paraît défavorable pour la cellule cancéreuse. Cependant, les concentrations des rapports ATP/ADP (Adénosine DiPhosphate) et NADH/NAD$^+$ restent élevées. Ceci résulte du fait que la cellule cancéreuse convertit deux molécules d'ADP en une molécule d'ATP et une molécule d'AMP (Adénosine MonoPhosphate) par l'intermédiaire de l'enzyme adénylate kinase. Ce mécanisme permet également d'augmenter la concentration en AMP qui active des voies de signalisation, permettant d'augmenter l'énergie cellulaire. En outre, ce changement métabolique permet d'obtenir une plus grande quantité de macromolécules, augmentant la vitesse de division cellulaire (Marie & al, 2011).

Le changement métabolique dans les cellules cancéreuses aboutit à une augmentation de la concentration intracellulaire en lactate. Afin de maintenir le pH intracellulaire constant, le lactate est exporté de la cellule par le transporteur MCT4 (MonoCarboxylate Transporteur 1). Contrairement aux cellules saines, les cellules cancéreuses ne peuvent pas réimporter le lactate et le transformer en pyruvate. Ainsi, l'environnement extracellulaire s'acidifie au fur et à mesure de l'exportation de lactate (Marie & al, 2011).

Outre l'hétérogénéité cellulaire dans le microenvironnement tumoral et la reprogrammation métabolique dans les cellules cancéreuses, il existe également une hétérogénéité cellulaire au sein même des tumeurs. Ce niveau supplémentaire d'hétérogénéité participe aussi à la progression et la complexité tumorale.

3.   Hétérogénéité cellulaire

Il a été établit qu'une majorité des tumeurs solides présente une hétérogénéité cellulaire (diverses cellules cancéreuses, cellules du stroma et cellules inflammatoires). Cette hétérogénéité des cellules cancéreuses concerne leur phénotype, mais aussi leur stade de différenciation cellulaire (Huang & al, 2010).

a) Cellules souches cancéreuses

Diverses études ont mis en évidence la présence de cellules cancéreuses partageant certaines propriétés avec les cellules souches. En effet, ces cellules cancéreuses ont la capacité de s'auto-renouveler, de proliférer à long terme et de générer des cellules différenciées (Huang & al, 2010 et Reya & al, 2001). De plus, elles présentent des altérations des voies de signalisation impliquées dans l'auto-renouvèlement (Notch, Shh (Sonic hedgehog), Wnt (Wingles)), contrairement aux cellules souches normales (Reya & al, 2001 et Zhou & al, 2009). En outre, après transplantation dans des souris immunodéficientes, ces cellules ont la capacité de reformer une tumeur identique à la tumeur d'origine (Jordan & al, 2006 et Zhou & al, 2009). A cause de toutes ces propriétés, ces cellules cancéreuses ont été nommées « cellules souches cancéreuses » ou « cellules initiatrices de tumeurs ». Le terme « cellules souches cancéreuses » fait référence à la similitude avec les cellules souches, mais n'implique pas que les cellules souches cancéreuses sont originaires de cellules souches normales. En effet, l'origine des cellules souches cancéreuses reste encore à déterminer précisément, cependant des hypothèses ont été émises. Les cellules souches pourraient provenir de cellules souches ou progéniteurs mutés, mais également de cellules différenciées mutées ou reprogrammées (Huang & al, 2010).

Les premières cellules souches cancéreuses ont été identifiées dans le système hématopoïétique et sont impliquées dans les leucémies myéloïdes chroniques, les leucémies myéloïdes aigues et les leucémies lymphoblastiques aigues (Jordan & al, 2006). Des cellules souches cancéreuses ont également été identifiées dans des tumeurs solides, tels que les tumeurs du cerveau, du colon, du sein, du pancréas, des ovaires, de la vésicule biliaire et les mélanomes malins (Frank & al, 2010). Des cellules souches cancéreuses ont été identifiées uniquement dans les glioblastomes chez les adultes, alors qu'elles ont été isolées dans la majorité des tumeurs cérébrales pédiatriques (gliomes de bas et de haut grade) (Thirant & al, 2011).

L'identification des cellules souches cancéreuses a permis d'émettre un nouveau postulat concernant le développement et l'hétérogénéité des tumeurs. Il s'agit de la théorie de cellules souches cancéreuses qui se confronte à la théorie de l'évolution clonale, concept le plus ancien utilisé pour expliquer le développement et l'hétérogénéité des tumeurs.

b) Evolution clonale et théorie des cellules souches cancéreuses

D'après la théorie de l'évolution clonale, des cellules cancéreuses, de phénotypes divers, ont la capacité de proliférer à long terme grâce à l'accumulation de mutations. Lors du développement tumoral, les cellules cancéreuses les mieux adaptées et les plus agressives sont sélectionnées. La progression tumorale est alors soutenue par la majorité des cellules cancéreuses (Figure 16). La guérison du patient n'est donc possible que par l'éradication complète de la tumeur (Jordan & al, 2006 et Reya & al, 2001).

Figure 16 : **Concepts du développement et de l'hétérogénéité des tumeurs.**

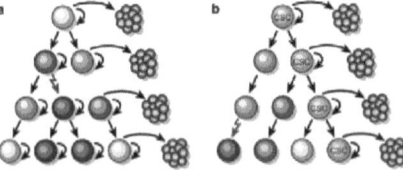

a) **Evolution clonale** : des cellules de différents phénotypes ont acquis la capacité de proliférer à long terme grâce à des mutations. Elles soutiennent donc le développement tumoral et peuvent être à l'origine de la formation de nouvelles tumeurs.
b) **Cellules souches cancéreuses** : la tumeur est hétérogène (cellules souches cancéreuses (CSC) et autres cellules cancéreuses de la masse tumorale), cependant seules les cellules souches cancéreuses ont la capacité de proliférer à long terme et donc de soutenir la progression tumorale et de former de nouvelles tumeurs.
Reya & al. – Stem cells, cancer, and cancer stem cells (2001). Nature.

D'après la théorie des cellules souches, seul un petit nombre de cellules, les cellules souches cancéreuses, sont à l'origine de la tumeur. Ces cellules souches cancéreuses ont la capacité de s'auto-renouveler, de proliférer à long terme et de se différencier, mais ont perdu leur capacité d'autorégulation. Les cellules, issues de ces cellules souches cancéreuses, sont de phénotypes variables et ont une capacité de prolifération limitée. Elles constituent donc la majorité de la tumeur, cependant seul les cellules souches cancéreuses sont capables de soutenir la progression tumorale, de former des métastases ou de nouvelles tumeurs (Figure 16). Afin d'obtenir la guérison complète du patient, il est alors nécessaire de cibler les cellules souches cancéreuses, par des traitements spécifiques, afin d'arrêter la progression tumorale et d'éviter la formation de métastases (Jordan & al, 2006 et Reya & al, 2001).

Les concepts d'évolution clonale et de cellules souches cancéreuses ne sont pas forcément mutuellement exclusifs. D'une part, l'évolution clonale peut être à l'origine des cellules souches cancéreuses. En effet, suite à des nombreuses mutations ou reprogrammations cellulaires, des cellules différenciées peuvent acquérir des caractéristiques de cellules souches cancéreuses. D'autre part, l'évolution clonale peut également avoir lieu dans le « compartiment cellules souches cancéreuses». Les cellules souches cancéreuses forment des progéniteurs et des cellules différenciées tumoraux, qui peuvent subir d'autres mutations, et ainsi former d'autres cellules souches cancéreuses plus adaptées et agressives (Figure 17) (Zhou & al, 2009).

Figure 17 : **Relations entre les concepts d'évolution clonale et de cellules souches cancéreuses.**

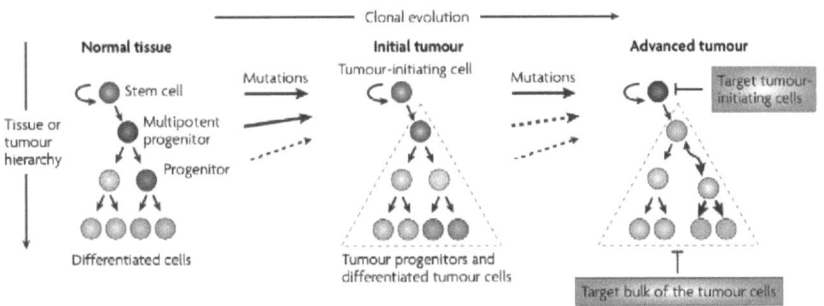

Dans un tissu normal, l'hétérogénéité cellulaire provient d'un programme de différenciation hiérarchisé, où les cellules matures sont originaires de progéniteurs qui sont eux-mêmes originaires de cellules souches. Cette hiérarchisation est maintenue dans la tumeur. Cependant, des cellules normales différenciées peuvent subir des mutations et reprogrammations cellulaires, leur permettant d'acquérir les caractéristiques souches cancéreuses. Ainsi l'évolution clonale peut être à l'origine de cellules souches cancéreuses. D'autre part, des cellules souches, progéniteurs et cellules différenciées tumorales peuvent également être le siège d'autres mutations et se transformer en d'autres cellules souches cancéreuses. L'évolution clonale peut donc également intervenir dans la partie « cellules souches cancéreuses ». Au niveau thérapeutique, il est alors nécessaire de cibler à la fois la masse tumorale, mais aussi les cellules souches cancéreuses.
Zhou & al. – Tumour-initiating cells: challenges and opportunities for anticancer drug discovery (2009). Nature.

c) *Cellules souches et glioblastomes*

Les cellules souches cancéreuses ont principalement été identifiées dans les formes les plus sévères des gliomes, dont les glioblastomes. Ces cellules ont alors été nommées cellules souches de gliomes ou cellules souches de glioblastomes (GSCs). Les GSCs ont la capacité de s'auto-renouveler et de proliférer à long terme. Ces cellules sont également multipotentes, c'est à dire qu'elles peuvent générer des neurones et des cellules gliales (astrocytes, oligodendrocytes) (Sutter & al, 2007). En outre, elles expriment, à leur surface, des marqueurs de progéniteurs neuronaux, comme CD56 (Cluster de Différenciation 56)/NCAM (Neural Cell Adhesion Molecule) et CD90, et des marqueurs de cellules souches neurales, comme CD133, Nestin et Sox2 (=SRY : Sex determining Region Y-box 2) (Patru & al, 2010 et Sutter & al, 2007). Elles présentent également de nombreuses altérations génétiques et du caryotype (détaillées par la suite) et ont la capacité d'induire la formation d'une tumeur *in vivo* après xénogreffe dans des souris immunodéfficientes (Figure 18) (Sutter & al, 2007).

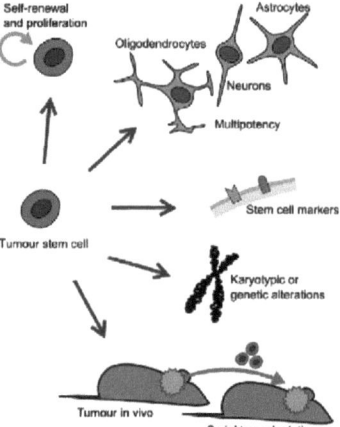

Figure 18 : **Propriétés de cellules souches issues de glioblastomes.**

Les cellules souches cancéreuses, issues de glioblastomes, ont la capacité d'auto-renouvèlement et de prolifération à long terme. Elles sont multipotentes et expriment des marqueurs de cellules souches/progéniteurs neuronaux. Elles présentent de nombreuses altérations du caryotype et du génome, pouvant être spécifiques des glioblastomes. Après xénogreffe *in vivo*, elles peuvent induire la formation d'un nouveau glioblastome.
Sutter & al. – Neural stem cells, tumour stem cells and brain tumours: dangerous relationships? (2007). Biochimica et Biophyica Acta.

Les cellules souches normales sont localisées dans des niches (régions anatomiques avec un microenvironnement spécifique). Des études ont mis en évidence la présence de GSCs dans des niches périvasculaires, ce qui leur permettent d'établir des liens avec les cellules souches normales, les progéniteurs et surtout le système vasculaire. Les GSCs peuvent induire la formation de leur propre niche périvasculaire grâce, notamment, à la sécrétion de VEGF (Heddleston & al, 2009). Malgré une présence des GSCs dans les niches périvasculaires, il a été démontré que ces cellules résident également dans des niches hypoxiques. La réponse à l'hypoxie se fait grâce aux facteurs HIF. Les cellules souches cancéreuses, dont les GSCs, utilisent HIF-1α et HIF-2α dans la réponse à un phénomène d'hypoxie, avec HIF-2α

qui est spécifique des cellules souches cancéreuses (Heddleston & al, 2009 et Huang & al, 2010). Différentes études ont montré que l'hypoxie permet le maintien de la capacité d'auto-renouvèlement et l'état cellulaire indifférencié. Elle permet donc de conserver l'état de cellules souches cancéreuses. En outre, l'hypoxie peut induire l'acquisition des capacités d'auto-renouvèlement et de prolifération à long terme dans des populations de cellules cancéreuses non souches. Ces phénomènes se réalisent, entre autres, par l'action de HIF-2α qui induit la surexpression de gènes essentiels de cellules souches, comme Oct 4 (Octamer-binding transcription factor 4), Nanog et Myc. Elle est donc responsable d'une plasticité dans la différenciation cellulaire et dans la reprogrammation de cellules cancéreuses non souches en cellules souches cancéreuses (Heddleston & al, 2009). De plus, l'hypoxie favorise l'angiogenèse, par la surexpression de VEGF, dans tous les types de cellules cancéreuses, cependant une concentration plus élevée de ce facteur pro-angiogénique a été détectée dans les GSCs par rapport aux cellules cancéreuses non souches (Huang & al, 2010). Enfin, l'hypoxie pourrait permettre de maintenir les cellules souches cancéreuses en quiescence. De nombreuses études démontrent que la majorité des cellules souches cancéreuses sont en quiescence et que ces cellules se situent dans des niches hypoxiques (Diabira & al, 2008 et Moore & al, 2011). Cet état de quiescence contribue aux phénomènes de recrudescence de la tumeur et de formation de métastases, car il « protège » les cellules souches cancéreuses des agressions extérieures, comme les traitements conventionnels qui ciblent uniquement les cellules en prolifération (Moore & al, 2011).

Les cellules souches cancéreuses présentent donc des spécificités générales par rapport aux cellules non cancéreuses, mais également des spécificités liées à leur localisation anatomique. La présence de ces cellules augmente encore un peu plus la complexité existante au sein des glioblastomes.

4. Hétérogénéité moléculaire

Un autre niveau de complexité tumorale, mais pas des moindres, est une hétérogénéité moléculaire au sein des sous-types de gliomes. Durant ces dernières années, de nombreux travaux ont permis d'identifier des altérations génétiques et des dérégulations de voies de signalisation moléculaires dans les gliomes. A partir de ces études, des groupes de recherche ont défini des classifications moléculaires et ont mis en évidence que chaque sous-type de gliome n'est pas une seule entité, mais peut encore être divisé en différentes classes en fonction de critères moléculaires. Ce phénomène d'hétérogénéité moléculaire a été étudié en profondeur en ce qui concerne les glioblastomes.

Il est actuellement admis qu'il existe des glioblastomes primaires et secondaires. Ces deux types de glioblastomes se différencient, entre autres, par la fréquence de leur apparition, l'âge des patients et le pronostic. Ces deux types de glioblastomes se distinguent surtout par leur profil moléculaire qui résulte notamment de leur mode de développement (*de novo* pour les glioblastomes primaires et progression à partir de gliomes de plus bas grade pour les glioblastomes secondaires). Ainsi, les glioblastomes primaires présentent, dans 40% des cas des altérations de l'EGFR, dans 28% des cas des altérations de PTEN et dans 25% des cas des mutations de TP53. Les glioblastomes secondaires présentent, quant à eux, des mutations de TP53 dans 65% des cas, de PTEN dans 4% des cas, et de l'EGFR dans 8% des cas. De plus des mutations de l'IDH1 ont principalement été observées dans les glioblastomes secondaires (Figarella-Branger & al, 2010). Afin de mieux connaître les altérations présentes dans les glioblastomes, le projet Cancer Genome Atlas (TCGA) a séquencé 601 gènes. Ce travail a permis d'avoir un spectre mutationnel des glioblastomes. A partir de ces résultats, des groupes de recherche ont établi des classifications moléculaires des glioblastomes. Ces classifications révèlent qu'il existe des sous-groupes de glioblastomes, d'un point de vue moléculaire, mais également du point de vue de la survie et de la réponse des patients aux traitements (Bartek & al, 2012). L'hétérogénéité moléculaire au sein des glioblastomes semble donc être un phénomène important, rendant la prise en charge thérapeutique encore plus complexe. En outre, les mutations caractéristiques d'un sous-groupe de glioblastome n'apparaissent que dans un certain pourcentage des cas. Il est alors fortement probable qu'il existe également une hétérogénéité entre les patients atteints d'un même sous-type de glioblastome.

D. Conclusion

Les gliomes sont des tumeurs cérébrales impliquant les cellules gliales. Il s'agit d'un cancer en général rare, cependant ce type de malignité en fait la tumeur cérébrale maligne la plus fréquente. Les causes de développement des gliomes restent largement méconnues, même si quelques syndromes prédisposants ont été identifiés. Les gliomes constituent un ensemble de tumeurs qui peut être divisé en plusieurs classes, avec les glioblastomes comme la forme la plus sévère. Les classifications actuelles se basent principalement sur des critères histologiques (classification de l'OMS) et d'imagerie médicale (classification de l'hôpital Sainte-Anne), mais présentent des limites. De nouvelles classifications, basées sur des critères moléculaires, sont élaborées, mais ne sont pas encore officiellement adoptées. Ces nouvelles classifications révèlent la complexité tumorale des gliomes. En effet, à l'intérieur des classes actuelles de gliomes, des sous-types existent avec des différences dans la réponse au traitement et la survie des patients. Outre cette complexité moléculaire, il est également nécessaire de prendre en compte l'hétérogénéité cellulaire, le métabolisme spécifique des cellules cancéreuses, ainsi que le microenvironnement, afin d'essayer d'élaborer des stratégies thérapeutiques efficaces.

Ce travail se poursuit par l'étude des principales altérations génétiques, connues à ce jour, avec leurs conséquences sur la progression tumorale, la survie des patients et la résistance aux traitements. Cette étude génétique se concentre sur les glioblastomes chez l'adulte, car il s'agit de la forme la plus sévère des gliomes et qu'ils présentent la plus grande complexité. En outre, l'étude des glioblastomes secondaires permet également d'aborder des aspects présents dans les gliomes de plus bas grades du fait qu'ils en résultent.

II. Modifications génétiques des glioblastomes

A. Altérations chromosomiques

L'étude génétique des glioblastomes révèle de nombreuses altérations au niveau chromosomique. Ces altérations peuvent être une perte ou un gain au niveau chromosomique, entrainant une perte ou un gain d'expression de gènes (Kanu & al, 2009 et Vranova & al 2007). Les pertes chromosomiques peuvent être une perte partielle ou totale d'un chromosome ou le résultat de mutations inactivant un gène. Les principales pertes chromosomiques se situent dans les régions 1p, 6q, 9p, 10p, 10q, 13q, 14q, 15q, 17p, 18q, 19q, 22q et Y. Les gains d'expression de gènes peuvent résulter, quant à eux, de duplications de chromosomes entiers, d'amplifications intra-chromosomiques d'allèles spécifiques, d'amplifications extra-chromosomiques ou de mutations. L'augmentation de l'expression des gènes est moins fréquente que la perte d'expression, cependant le gain d'expression au niveau du chromosome 7 est l'un des événements les plus fréquents dans les glioblastomes (Kanu & al, 2009).

Chromosome 7

Les gains du chromosome 7 se produisent dans pratiquement tous les cas de glioblastomes avec une amplification de la région 7p12. Cette région spécifique du chromosome 7 contient le gène codant pour l'EGRF, qui a un rôle très important dans le développement tumoral et qui est l'oncogène le plus amplifié dans les glioblastomes (Crespo & al, 2011 et Vranova & al, 2007).

Chromosome 9

Les pertes au niveau du chromosome 9p résultent de délétions homozygotes ou hétérozygotes. Les délétions homozygotes concernent de petites régions de 9p21, alors que les délétions hétérozygotes concernent des régions plus étendues de 9p. La région 9p21 contient les gènes codant pour CDKN2A (Cyclin Dependant Kinase Inhibitor 2A) /p16/p14, CDKN2B/p15 et MTAP (MethylThioAdenosine Phosphorylase). Les délétions au niveau 9p21 affectent donc le contrôle du cycle cellulaire (CDKN2A et 2B) et le métabolisme des polyamines (MTAP) (Crespo & al, 2011).

Chromosome 10

La perte de l'hétérozygotie du chromosome 10 est l'altération génétique la plus fréquente (60-80%) dans les glioblastomes primaires et secondaires. La perte totale du chromosome 10 a spécifiquement lieu dans les glioblastomes primaires, alors que les glioblastomes secondaires présentent surtout des pertes partielles de 10q. Trois régions communément délétées sur le chromosome 10 sont les régions 10p14-p15, 10q23-24 et 10q25-qter. La région 10q23-24 contient le gène codant pour PTEN, qui est souvent muté dans les glioblastomes primaires. La perte de l'hétérozygotie de 10q25-ter est commune aux glioblastomes primaires et secondaires et est associée à la transition de gliomes de bas grade ou d'astrocytomes anaplasiques en glioblastomes. Il est donc fort probable que ces trois régions contiennent des gènes suppresseurs de tumeurs dont la perte joue un rôle important dans le développement des glioblastomes (Kanu & al, 2009 ; Mizoguchi & al, 2011 et Ohgaki & al, 2007).

Chromosomes 1 et 19

Des études ont mis en évidence l'association entre la co-délétion 1p/19q et une augmentation de la survie des patients traités par radiothérapie (Kanu & al, 2009 et Mizoguchi & al, 2011). La perte de l'hétérozygotie 1p/19q résulte d'une translocation chromosomique déséquilibrée entre les chromosomes 1 et 19 [t(1:19)(q10;p10)]. La co-délétion 1p/19q entraine des altérations d'expression de gènes, aboutissant à une différenciation neuronale et à un meilleur pronostic pour les patients. Cependant, les mécanismes exacts restent à déterminer (Mizoguchi & al, 2011). Parallèlement, la perte de 1p a lieu dans environ 31% des glioblastomes et la perte de l'hétérozygotie de 19q13.3 est un phénomène fréquent dans les glioblastomes secondaires (54%), mais rare dans les glioblastomes primaires (6%) (Kanu & al, 2009 ; Mizoguchi & al, 2011 et Ohgaki & al, 2007).

Chromosome 17

La perte de l'hétérozygotie du chromosome 17p est observée dans environ 33 à 50% des cas de glioblastomes. La région délétée comporte le gène codant pour p53, un facteur de transcription intervenant dans le cycle et la mort cellulaire. Dans la majorité des cas, il y a une perte d'une copie du gène (perte de l'hétérozygotie) et des mutations sur la copie du gène restant, entrainant une protéine p53 non fonctionnelle (Fults & al, 1992).

Chromosome 22

La perte de l'hétérozygotie en 22q est également un événement fréquent dans les glioblastomes (82% pour les glioblastomes primaires et 41% pour les glioblastomes secondaires) avec deux principales régions, 22q12.3-13.2 (glioblastomes primaires et secondaires) et 22q13.31 (glioblastomes primaires). La région 22q12.3-13.2 contient le gène codant pour la protéine TIMP-3 (human Tissue Inhibitor of MetalloProteinases-3) dont l'absence d'expression, due à l'hyperméthylation du promoteur du gène correspondant, est fréquemment observée dans les glioblastomes secondaires (Mizoguchi & al, 2011 et Ohgaki & al, 2007).

Autres chromosomes

La perte de l'hétérozygotie en 13q advient dans 12% des glioblastomes primaires et dans 38% des glioblastomes secondaires. Les régions les plus souvent délétées sont les régions 13q14 (gène RB1 (RetinoBlastome 1)) et 13q21-q31 (Mizoguchi & al, 2011 et Vranova & al, 2007). Les pertes des régions chromosomiques 8p, 14q, 18q et du chromosome 6 en entier sont également relativement fréquentes dans les glioblastomes. Les pertes de régions des chromosomes 6 et 14 seraient plus fréquentes dans les glioblastomes récidivants que dans les tumeurs primaires, suggérant un rôle de ces événements dans la récidive et la résistance aux traitements des glioblastomes. De nombreuses études révèlent une perte partielle ou totale de 15q dans les glioblastomes, cependant d'autres travaux mettent en évidence un gain chromosomique avec amplification de certaines régions du chromosome 15 (Vranova & al, 2007). Des anomalies des chromosomes sexuels sont également observées, sans distinction entre les glioblastomes primaires et secondaires. L'absence de chromosome Y, chez les hommes, est retrouvée dans environ 63 à 71% des cas de glioblastomes et l'absence d'un chromosome X, chez les femmes, dans 55 à 66% des cas. En outre, les hommes, présentant une absence de chromosome Y, sont disomiques pour le chromosome X dans 45 à 64% des cas (Amalfitano & al, 2000).

B. Méthylation des promoteurs de gènes

L'expression de gènes peut être modifiée de différentes façons. Un des mécanismes importants, induisant l'inactivation d'un gène, est la méthylation du promoteur, région où la transcription de l'ADN en ARN (Acide RiboNucléique) débute. Dans l'espèce humaine, la méthylation a uniquement lieu sur les cytosines précédant une guanosine (dinucléotide CpG). Les enzymes DNMTs (DNA MethylTransferases) catalysent la méthylation des cytosines à partir de la S-adénosyle-méthionine. Les dinucléotides CpG sont assez rares dans l'ensemble du génome, cependant, il existe des régions avec une forte concentration en dinucléotides CpG, appelées îlots CpG. Ces régions sont souvent associées à des régions promotrices de gènes. Dans les cellules saines, 80% des dinucléotides CpG, présents sur l'ensemble du génome, sont fortement méthylés, alors que ceux présents dans les îlots CpG (surtout dans les régions promotrices) ne sont pas méthylés. Dans les cellules cancéreuses, la situation est inversée, avec une hypométhylation des dinucléotides CpG sur l'ensemble du génome et une hyperméthylation des îlots CpG dans les régions promotrices. La méthylation des promoteurs inhibe la transcription de l'ADN conduisant à l'inactivation du gène. L'inactivation totale d'un gène nécessite l'inactivation des deux allèles de celui-ci. Dans le cas d'un cancer sporadique et selon l'hypothèse de Knudson, deux anomalies somatiques successives (perte chromosomique et mutation somatique, perte chromosomique et méthylation de promoteur ou double méthylation de promoteur), concernant les deux allèles du gène, provoquent l'inactivation totale du gène. Parmi les gènes, dont les régions promotrices sont susceptibles d'être méthylées, il y a de nombreux gènes suppresseurs de tumeurs (Herman & al, 2003).

Des agents alkylants, comme le témozolomide, sont couramment utilisés comme traitements contre les glioblastomes. Ces agents insèrent des groupements alkyles sur différents sites de l'ADN, dont le 0^6 de la guanine. La 0^6-méthylguanine méthyltransférase (MGMT) est une enzyme intervenant dans la réparation de l'ADN. Cette enzyme excise le groupement alkyle de la position 0^6 de la guanine, réduisant la toxicité des agents alkylants. La MGMT participe donc au phénomène de résistance aux traitements par agents alkylants (Eoli & al, 2007 ; Kanu & al, 2009 et Paus & al, 2007). Cependant, une perte de l'expression de la MGMT est observée dans 75% des glioblastomes secondaires et dans 36% des glioblastomes primaires (Kanu & al, 2009). Cette perte d'expression résulte de la méthylation de l'îlot CpG situé dans le promoteur du gène de la MGMT (Kanu & al, 2009 et Paus & al, 2007). Ceci augmente alors la sensibilité des glioblastomes aux effets des agents alkylants. En effet, les patients, possédant un promoteur de la MGMT méthylé et traités par radiothérapie et témozolomide, ont une survie à 2 ans de 46%, alors que seulement 14% des patients, présentant un promoteur de la MGMT non méthylé, survivent aussi longtemps. Le statut de méthylation du promoteur de la MGMT pourrait être un marqueur prédictif thérapeutique (Paus & al, 2007). En outre, diverses études montrent que la méthylation du promoteur de la MGMT est un événement fréquent dans les gliomes de bas grade évoluant vers un glioblastome secondaire (Eoli & al, 2007). Il semble donc que la méthylation de la MGMT est un événement précoce dans la progression vers un glioblastome secondaire (Eoli & al, 2007 et Kanu & al,

2009).

C. Altérations de la voie de signalisation de p53

Le gène de TP53, localisé dans la région 17p13.1, code pour la protéine p53, un facteur de transcription qui joue le rôle de « sentinelle interne » *vis à vis* des dommages à l'ADN et autres stress cellulaires. De ce fait, la protéine p53 est surnommée le « gardien de l'intégrité du génome ». Elle intervient, par la régulation de divers gènes, dans de nombreux mécanismes cellulaires, dont le contrôle du cycle cellulaire, la réparation de l'ADN, l'apoptose, la sénescence, l'autophagie, la différenciation cellulaire, le métabolisme (voir paragraphe I.2.d) et l'angiogenèse (Masui & al, 2012 ; Ohgaki & al, 2007 et Stegh, 2012).

L'activité et la concentration de p53 sont régulées par les protéines MDM2 (Mouse Double Minute 2) et p14. L'oncoprotéine MDM2 agit de diverses manières sur la protéine p53. En premier lieu, MDM2 induit une polyubiquitination de p53, provoquant une dégradation de cette protéine par le protéasome. Ensuite, MDM2 se lie au domaine de transactivation de p53, empêchant le recrutement de la machinerie transcriptionnelle et donc l'activité transcriptionnelle de p53. MDM2 favorise également la conjugaison de p53 avec la protéine ubiquitine-like NEDD8 (Neural precursor cell Expressed Developmentally Down-regulated 8), induisant la dégradation de p53. En outre, MDM2 recrute des corépresseurs de p53, tels que HDAC1 (Histone DesAcetylase 1), CTPB2 (C-Terminal Binding Protein 2), YY1 (Ying and Yang 1) et KAP1 (Krüppel-Associated Protein 1), qui participent à l'inactivation de p53. Enfin, MDM2 induit une monoubiquitination des protéines histones situées à proximité des promoteurs cibles de p53, résultant en une répression de l'activité de p53 (figure 19). Il existe une boucle d'autorégulation de p53 et de MDM2. En effet, la protéine p53 induit l'expression de MDM2, qui régule négativement la stabilité et l'activité de p53, permettant de maintenir un niveau d'activité faible de p53 dans les conditions physiologiques et d'arrêter l'activité de p53 en fin de la réaction de stress (Van Maerken & al, 2009).

> Figure 19 : **Régulation de p53 par la protéine MDM2.** 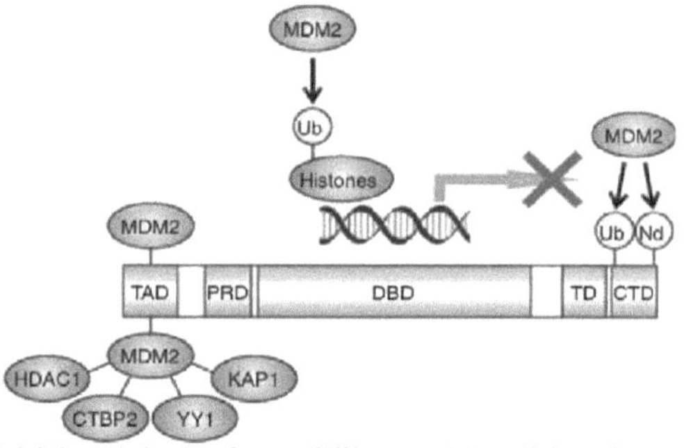
>
> MDM2 régule l'activité de p53 de cinq façons différentes. (1) La liaison de MDM2 sur le domaine de transactivation (TDA) de p53 bloque l'activité transcriptionnelle de p53. (2) MDM2 recrute des protéines corépresseurs de p53, comme HDAC1, CTBP2, YY1 et KAP1. (3) L'activité E3 ubiquitine ligase de MDM2 conduit à l'ubiquitination (Ub : ubiquitine) de résidus lysine dans le domaine C-terminal (CTD) de p53, provoquant sa dégradation par le protéasome. (4) MDM2 favorise la conjugaison de p53 avec NEDD8 (Nd), résultant en l'inhibition de l'activité transcriptionnelle de p53. (5) MDM2 peut monoubiquitiner les protéines histones situées à proximité des promoteurs cibles de p53 et induire ainsi une répression de la transcription des gènes cibles de p53.
> Van Maerken & al. - Escape from p53-mediated tumor surveillance in neuroblastoma: switching off the p14ARF-MDM2-p53 axis (2009). Cell death and differenciation.

La protéine p14^{ARF} est localisée dans le nucléole, où elle est associée à la nucléophosmine qui intervient dans la synthèse des ribosomes. Lors d'un stress cellulaire, p14^{ARF} se dissocie de la nucléophosmine et quitte le nucléole pour le nucléoplasme, dans lequel elle peut inhiber MDM2 et ainsi stabiliser et activer p53. Tout d'abord, p14^{ARF} inhibe l'activité E3 ubiquitine-ligase de MDM228 et de Mule (Mcl-1 Ubiquitin Ligase E3), une autre E3 ubiquitine-ligase intervenant dans la dégradation de p53. Elle bloque également l'export nucléaire du complexe MDM2-p53. D'autre part, elle séquestre MDM2 dans le nucléole, mais cette action n'est pas essentielle pour stabiliser et activer p53 (Van Maerken & al, 2009). Enfin, elle inhibe la voie NF-κB (Nuclear Factor kappa B), levant ainsi l'inhibition de NF-κB sur l'activité transcriptionnelle de p53 (figure 20) (Van Maerken & al, 2009 et Webster & al, 1999).

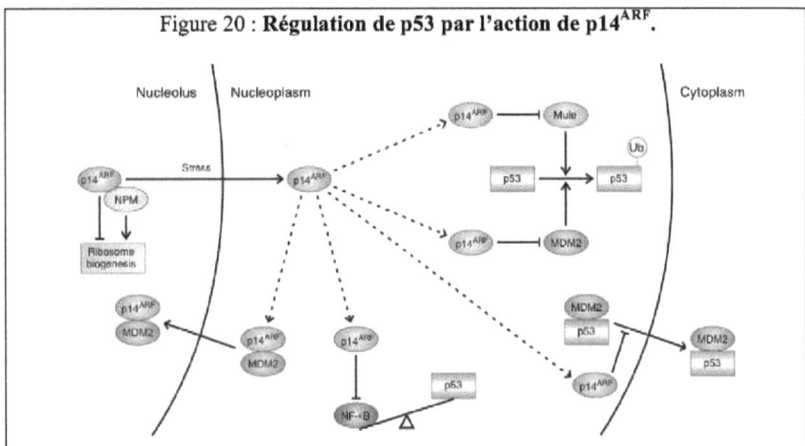

Figure 20 : **Régulation de p53 par l'action de p14^{ARF}.**

La protéine p14ARF se localise dans le nucléole, associée à la nucléophosmine (NPM). Lors d'un stress cellulaire, le complexe se dissocie et p14ARF migre vers le nucléoplasme, où elle agit sur l'activité de MDM2. Elle stabilise et active p53 en inhibant, tout d'abord, l'activité E3 ubiquitine-ligase de MDM2 et Mule, empêchant ainsi la dégradation de p53. Elle bloque également l'export nucléaire du complexe MDM2-p53 et séquestre MDM2 dans le nucléole. En outre, elle inhibe NF-κB, permettant d'antagoniser l'inhibition de NF-κB sur p53.
Van Maerken & al. - Escape from p53-mediated tumor surveillance in neuroblastoma: switching off the p14ARF-MDM2-p53 axis (2009). Cell death and differenciation.

La protéine p53 intervient dans de très nombreux mécanismes cellulaires et joue, notamment, un rôle important dans le contrôle du cycle cellulaire en régulant les points de contrôles G1/S, S et G2/M. La progression du cycle cellulaire dépend de l'activité de complexes cycline/kinase dépendante de cyclines (cdk) qui phosphorylent les membres de la famille de protéines RB, activant ainsi les facteurs de transcription de la famille E2F et initiant la réplication de l'ADN (Stegh, 2012). Lors d'un stress cellulaire, comme un dommage à l'ADN, p53 subit des modifications, tels que des phosphorylations ou des acétylations, permettant la dissociation du complexe p53-MDM2 et donc l'augmentation de la concentration et de l'activité transcriptionnelle de p53 (Van Maerken & al, 2009). Un des nombreux gènes transcrits, suite à l'activité de p53, code pour la protéine p21 (CIP1 (Cdk Interacting Protein 1)/WAF1 (Wild type p53-Activated Fragment 1)) qui est un inhibiteur de cdk. Au niveau du cycle cellulaire, p21 inhibe les complexes cycline

E/cdk2 (transition G1/S) et cycline A/cdk2 (point de contrôle de la phase S), provoquant l'arrêt de la progression du cycle cellulaire et de la réplication de l'ADN (Giono & al, 2006 et Stegh, 2012). D'autre part, des études suggèrent que p53 est nécessaire pour le maintien de l'arrêt de la phase S induit par une diminution de la kinase Cdc7 (Cell division cycle 7). Récemment, l'existence d'un isoforme de p53, Δp53 qui se lie à des promoteurs de p53 et active la transcription de certains gènes (p21, protéine 14-3-3σ, etc.), a été mis en évidence. Cet isoforme pourrait donc également inhiber la progression du cycle cellulaire. Il semble que l'activité de p53 et de Δp53 soient mutuellement exclusives (Giono & al, 2006). En outre, p53 peut également inhiber la transition G2/M du cycle cellulaire en réprimant l'activité de la phosphatase Cdc25c et en inhibant ainsi la déphosphorylation et l'activation du complexe cycline B/cdk1. Elle peut aussi inhiber cette transition du cycle cellulaire grâce à la transcription des gènes codant pour les protéines 14-3-3σ et GADD45 (Growth Arrest and DNA Dammage 45). La protéine 14-3-3σ forme un complexe avec la phosphatase Cdc25c préalablement inactivée par Chk1 (Checkpoint kinase 1) et Chk2. Ce complexe est enzymatiquement inactif et reste localisé dans le cytoplasme, empêchant ainsi la localisation nucléaire du complexe cycline B/cdk1. La protéine GADD45 interagit avec le complexe cycline B/cdk1 et inhibe l'activité de cdk1 (Stegh, 2012).

Outre l'arrêt du cycle cellulaire et de la réplication de l'ADN, p53 intervient également dans la réparation de l'ADN. Tout d'abord, p53 possède des activités intrinsèques de réparation de l'ADN, tels que l'activité 3'-5' exonucléase, le transfert de brin d'ADN et une activité ADN ligase. Elle interagit avec de nombreuses structures d'ADN, tels que les extrémités de coupures d'ADN double brin, les jonctions de Holliday et les « bulles » d'ADN résultant de mésappariements. De plus, p53 interagit directement avec des protéines impliquées dans la réparation de l'ADN. Cependant, les rôles exacts de ces interactions restent inconnus. Elle se lie à la protéine RPA (Replication Protein A) qui est impliquée dans la réplication de l'ADN, la recombinaison homologue et la réparation par excision de nucléotides. Elle se lie également à des membres du complexe TFIIH (Transcription Factor II H) qui intervient dans la réparation par excision de nucléotides. Enfin, p53 stimule la réparation de l'ADN par excision, par l'intermédiaire de la protéine GADD45 qui se lie au PCNA (Proliferating Cell Nuclear Antigen), une protéine favorisant le chargement et la processivité de l'ADN polymérase δ (Gionno & al, 2006 et Stegh, 2012).

La voie de signalisation de p53 intervient également dans le phénomène d'apoptose. Le mécanisme d'apoptose se produit selon deux voies, la voie extrinsèque (récepteurs de mort) et la voie intrinsèque (mitochondries et protéines de la famille Bcl-2 (B-cell lymphoma 2)). Les récepteurs de mort sont des protéines transmembranaires de surface, qui, après liaison du ligand, activent des caspases intracellulaires (caspases 8 et 10), qui à leur tour activent des caspases effectrices (caspases 3, 6 et 7) ou qui interviennent dans la voie intrinsèque. L'activation de récepteurs de mort et de caspases initiatrices induit le clivage de la protéine Bid (BH3-interacting domain death agonist) et génère une version tronquée de cette protéine (tBid). tBid est alors transloqué au niveau de la membrane mitochondriale externe, où il induit la dissociation d'hétérodimères formés de protéines de la famille Bcl-2 pro-apoptotiques (Bad (Bcl-2 associated death promotor) et Bax (Bcl-2 associated x protein)) et anti-apoptotiques (Bcl-2 et Bcl-xl (B-cell lymphoma extra large)). Bad et Bax forment alors un oligomère et s'insèrent dans la membrane externe de la mitochondrie, induisant la perméabilisation de la membrane mitochondriale externe. Des protéines mitochondriales apoptogènes, telles que le cytochrome c, sont libérées dans le cytoplasme. L'Apaf-1 (Apoptotic protease-activating factor 1) active la caspase 9 en présence d'ATP et de cytochrome c. Une fois la caspase 9 activée, elle active, à son tour, d'autres caspases, tel les caspases 3 et 7 qui induisent le clivage de protéines cellulaires et donc l'apoptose. La protéine p53 favorise également la transcription de gènes codant pour des récepteurs de mort, tels que CD95/Fas et TRAIL (TNF-Related Apoptosis-Inducing Ligand), et des effecteurs de la voie intrinsèque, comme Bax, Apaf-1 et caspase 9. p53 induit également la transcription du gène codant pour PIDD (p53-Induced protein with Death Domain) qui agit dans un complexe formé avec la caspase 2 et RAIDD (RIP Associated Ich-1/CED homologous protein with Death Domain). Des stimuli génotoxiques, comme des radiations, provoquent une augmentation de l'expression de PIDD (par l'intermédiaire de p53) qui active la caspase 2, induisant la perméabilisation de la membrane externe de la mitochondrie et donc l'apoptose (Stegh, 2012).

Les dérégulations de la voie de signalisation de p53 joue un rôle important dans le développement des glioblastomes secondaires. Ces dérégulations résultent de mutations/de la perte du gène p53, d'amplifications du gène codant pour MDM2 et de la perte de l'expression de $p14^{ARF}$ (figure 21 b).

Les mutations du gène de p53 ou la perte au niveau du chromosome 17 sont détectées dans les gliomes de bas grade et semblent donc être un événement précoce dans le développement des glioblastomes secondaires (Furnari & al, 2007 et Ohgaki & al, 2007). Ces mutations et/ou une perte du gène de p53 sont également détectées dans les glioblastomes primaires, mais à des fréquences plus faibles (environ 30% pour les glioblastomes primaires et 60% pour les glioblastomes secondaires). Pour les glioblastomes secondaires, 57% des mutations du gène p53 ont lieu dans les codons 248 et 273, alors que pour les glioblastomes primaires, les mutations sont localisées sur l'ensemble des codons du gène. De plus, une transition G : C vers A : T dans des îlots CpG est plus fréquente dans les glioblastomes secondaires (exons 248 et 273) que dans les glioblastomes primaires (Kanu & al, 2009 et Ohgaki & al, 2007). Ces modifications du gène de p53 entrainent la production d'une protéine p53 non fonctionnelle qui ne peut donc pas induire la transcription des gènes cibles et intervenir dans les différents mécanismes cellulaires.

Dans les glioblastomes primaires, possédant un gène p53 intact, une amplification du locus 12q14-15, contenant le gène codant pour MDM2, est observée dans 10% des cas (Furnari & al, 2007 ; Kanu & al, 2009 et Ohgaki & al, 2007). De récentes études révèlent l'existence de MDM4 qui inhibe également l'activité de p53 et augmente l'ubiquitination de p53 par MDM2 (Furnari & al, 2007). Il en résulte une augmentation de l'inactivation et de la dégradation de p53.

La voie de signalisation de p53 peut également être altérée par la perte d'expression de p14^{ARF}. Cette perte d'expression résulte de la délétion homozygote ou de la méthylation du promoteur de CDKN2A (code p14^{ARF}) sur le chromosome 9p21. Elle est observée dans environ 76% des cas de glioblastomes avec une fréquence plus élevée de la méthylation du promoteur dans les glioblastomes secondaires. En outre, cette perte d'expression est observée dans les gliomes de bas grade, suggérant qu'il s'agit d'un événement précoce dans le développement des glioblastomes secondaires (Kanu & al, 2009 et Ohgaki & al, 2007). Il en résulte une augmentation de l'activité de MDM2, favorisant la dégradation de p53.

Tous ces phénomènes provoquent une augmentation de l'instabilité génomique (prolifération cellulaire non contrôlée, inhibition de l'apoptose et de la réparation de l'ADN, etc.) et contribuent ainsi au développement tumoral (Preusser & al, 2006).

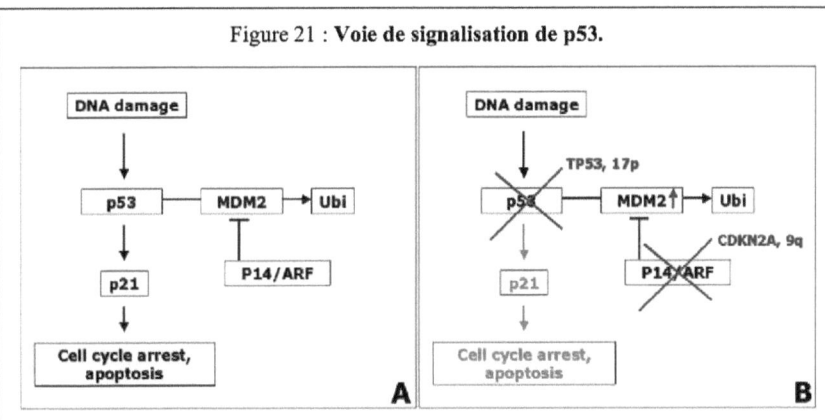

Figure 21 : **Voie de signalisation de p53.**

a) **Voie de signalisation de p53 dans des conditions physiologiques** : p53 active la transcription de nombreux gènes qui codent pour des protéines (dont p21) intervenant, notamment, dans l'arrêt du cycle cellulaire, la réparation de l'ADN ou l'apoptose. La concentration de p53 est régulée par MDM2 et p14^{ARF}. MDM2 induit, entre autres, la dégradation de p53 par le protéasome après ubiquitination. p14^{ARF} stabilise et active p53 en inhibant MDM2.
b) **Voie de signalisation de p53 dans des conditions pathologiques** : la voie de signalisation de p53 peut être dérégulée suite à une perte de fonction de p53 (mutations/perte du gène p53), une perte d'expression de p14^{ARF} (délétion homozygote ou méthylation du promoteur) ou encore suite à l'augmentation de la dégradation de p53 (amplification chromosomique contenant le gène codant pour MDM2).

Preusser & al. – Malignant glioma: neuropathology and neurobiology (2006). Wiener Medizinische Wochenschrift.

A travers de nombreuses études, il a été démontré que la majorité des glioblastomes possèdent des altérations des voies de signalisation de p53 et de RB (Kanu & al, 2009 et Masui & al, 2012). Ces deux voies de signalisation interviennent dans de nombreux mécanismes cellulaires, dont la régulation du cycle cellulaire et la prolifération cellulaire (Kanu & al, 2009).

D. Altérations de la voie de signalisation de RB

La voie de signalisation de RB contrôle la transition entre la phase G1 et la phase S du cycle cellulaire. En phase G1 précoce, la protéine RB1 est associée au facteur de transcription E2F1. Elle est sous forme hypophosphorylée et inhibe l'action de E2F1. E2F1 appartient à la classe des E2F activateurs, qui interagissent avec la protéine RB et peuvent activer ou réprimer l'expression des gènes cibles. Lors de l'évolution de la phase précoce vers la moitié de la phase G1, le complexe, constitué de CDK4/CDK6 et de la cycline D, phosphoryle la protéine RB1, entrainant la dissociation du complexe RB1-E2F1. Le facteur de transcription E2F1 reste lié aux gènes cibles et induit alors leur transcription (Furnari & al, 2007et Kanu & al, 2009). Les facteurs de transcription E2F activateurs induisent l'expression de nombreux gènes permettant la progression de la phase G1 à la phase S du cycle cellulaire, mais aussi de gènes intervenant dans d'autres processus cellulaires, comme la réparation de l'ADN, le point de contrôle des dommages à l'ADN, la réplication de l'ADN, la mitose, la différenciation, le point de contrôle mitotique et l'apoptose (Du & al, 2009 et Polager & al, 2008). La voie de signalisation RB est également contrôlée par les protéines p16 et p15 qui inhibent CDK4 et CDK6 (Furnari & al, 2007 ; Kanu & al, 2009 ; Preusser & al, 2006 et Witkiewicz & al, 2011).

La majorité des gènes transcrits, suite à l'activation des E2F activateurs, sont des gènes codant pour des protéines intervenant dans la prolifération cellulaire et la transcription de l'ADN, comme la cycline E, la cdc 6, l'ADN polymérase et les MCMs (minichrosome maintenance complex components) (Polager & al, 2008). De plus, les E2F activateurs induisent la transcription de Mad2 (Mitotic arrest deficient 2), une protéine essentielle au niveau du point de contrôle mitotique (Du & al, 2009). En outre, E2F1 active la transcription des gènes MAP1LC3 (Microtubule-Associated Protein 1 Light Chain 3 alpha), ATG1 (AuTophaGy related 1), ATG5 and DRAM (Damage-Regulated Autophagy Modulator) qui interviennent dans le mécanisme d'autophagie (Polager & al, 2008). Parallèlement à un effet proliférateur, E2F1 peut également induire l'apoptose. D'une part, le phénomène d'apoptose est dépendant de la voie de signalisation de p53. E2F1 induit la transcription du gène de p14 qui stabilise et active p53. De plus, E2F1 modifie l'expression et l'activité de ATM (Ataxia Telangiec- tasia Mutated) et Chk2 qui phosphorylent et activent p53. Cette activation de p53 induit un mécanisme d'apoptose, mais également la formation d'un complexe de E2F répressif qui arrête le cycle cellulaire (Polager & al, 2008). D'autre part, E2F1 induit la transcription de nombreux gènes pro-apoptotiques comme Apaf-1, p73, des caspases et BH3 (Bcl-2 homology 3)-only proteins (Du & al, 2009 et Polager & al, 2008). Il inhibe également les signaux de survie cellulaire transmis par NF-κB, Bcl-2 et Mcl-1 (Myeloid cell leukemia sequence 1) (figure 22) (Polager & al, 2008).

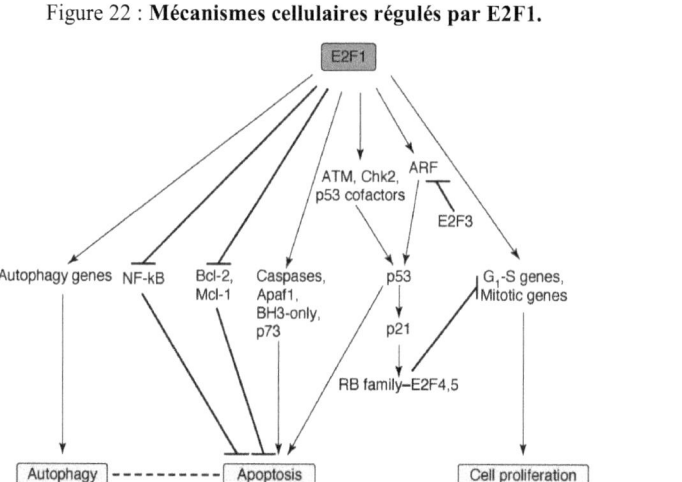

Figure 22 : **Mécanismes cellulaires régulés par E2F1.**

D'une part, E2F1 favorise la prolifération cellulaire par la transcription de gènes mitotiques et de gènes intervenant dans la transition G1/S du cycle cellulaire. D'autre part, E2F1 induit un phénomène d'apoptose selon des processus dépendants et indépendants de p53. E2F1 induit la transcription du gène de p14^{ARF} et modifie l'expression d'ATM et Chk2. Ceci active p53, qui déclenche un phénomène d'apoptose et la formation d'un complexe E2F répressif, qui provoque l'arrêt du cycle cellulaire. Parallèlement, E2F1 induit la transcription de gènes intervenant dans l'apoptose (caspases, Apaf-1, BH3-only, p73) et inhibe des signaux de survie provenant des voies de signalisation de Bcl-2, Mcl-1 et NF-κB. E2F1 induit également la transcription de gènes d'autophagie.
Polager & al. - E2F – at the crossroads of life and death (2008). Trends in cell biology.

E2F1 induit deux mécanismes contradictoires, la prolifération cellulaire et l'apoptose. Cependant, chaque mécanisme est strictement contrôlé et est induit dans des conditions précises. L'apoptose est notamment déclenchée suite à des dommages à l'ADN. En effet, les dommages à l'ADN provoquent l'acétylation de RB1 et donc l'activation de E2F1. Ils induisent aussi des changements directs dans E2F1 et une phosphorylation de E2F1 par ATM et Chk2, ce qui stabilise et favorise le déclenchement de l'apoptose. D'autre part, l'apoptose est inhibée par des signaux mitotiques provenant des voies de signalisation Ras/Raf (v-Raf1 murine leukemia viral oncogene homolog) et PI3K/Akt (voies de signalisation décrites ultérieurement). Ainsi, dans des cellules normales, en présence de signaux de survie et de croissance et en absence de dommages à l'ADN, le potentiel apoptotique de E2F1 est inhibé, permettant alors la prolifération cellulaire. Dans les cellules cancéreuses, la voie de signalisation de RB est souvent dérégulée avec une augmentation de l'activité de E2F1 et donc du potentiel apoptotique. Cependant, dans ces cellules cancéreuses, l'apoptose induite par E2F1 est souvent inhibée suite à des altérations dans les voies de signalisation de p53 (inhibition de l'activité de p53 et donc de l'apoptose) et de PI3K (augmentation de l'activité de PI3K et donc inhibition de l'apoptose) (Polager & al, 2008).

La dérégulation de la voie de signalisation de RB s'observe dans presque tous les cas de glioblastomes et résulte de l'altération de l'expression de RB1, p16, p15, CDK4 et/ou CDK6 (figure 23) (Ohgaki & al, 2007 et Preusser & al, 2006).

D'une part, la dérégulation de la voie de signalisation de RB peut résulter d'une perte (perte de l'hétérozygotie) ou d'une inhibition de l'expression (hyperméthylation du promoteur) du gène de RB1 (chromosome 13q), entrainant une diminution de la quantité de la protéine RB1, ce qui favorise l'activité transcriptionnelle de E2F1. La méthylation du promoteur du gène RB1 et la perte de l'hétérozygotie sont des phénomènes plus fréquents dans les glioblastomes secondaires (43% et 38% respectivement) que primaires (14% et 12% respectivement) (Kanu & al, 2009 ; Mizoguchi & al, 2011 et Ohgaki & al, 2007). Des études suggèrent qu'il y a une corrélation entre la méthylation du promoteur du gène RB1 et la perte d'expression de RB1. Cette méthylation du promoteur du gène RB1 n'est pas observée dans les gliomes de bas grade et les astrocytomes anaplasiques, suggérant qu'il s'agit d'un phénomène tardif dans l'évolution des astrocytomes. (Kanu & al, 2009 et Ohgaki & al, 2007).

D'autre part, les loci CDKN2A et CDKN2B sur le chromosome 9p21, codant respectivement pour les protéines p16 et p15, sont délétés (délétions homozygotes ou hétérozygotes) ou inactivés (hyperméthylation du promoteur) dans 50 à 70% des gliomes de haut grade. Ceci induit une augmentation de la phosphorylation de RB1 par le complexe CDK4/CDK6-cycline D et donc une augmentation de l'activité de E2F1. La délétion homozygote de p16 est plus fréquente dans les glioblastomes primaires que secondaires, cependant il n'y a pas de différence de fréquence pour l'ensemble des altérations de p16 (délétions homozygotes ou hétérozygotes et méthylation du promoteur) entre les deux types de glioblastomes (Furnari & al, 2007 ; Kanu & al, 2009 et Ohgaki & al, 2007).

Enfin, une amplification du gène de CDK4 (chromosome 12q13-14) est observée dans 15% des gliomes de haut grade et une amplification du gène de CDK6 est également possible, mais à une fréquence plus faible. Il en résulte donc également une augmentation de la phosphorylation de la protéine RB1 et de l'activité de E2F1 (Furnari & al, 2007).

Tous ces phénomènes peuvent induire individuellement ou en association une dérégulation du cycle cellulaire et donc une augmentation de la prolifération cellulaire (Furnari & al, 2007 ; Kanu & al, 2009 ; Ohgaki & al, 2007 ; Preusser & al, 2006).

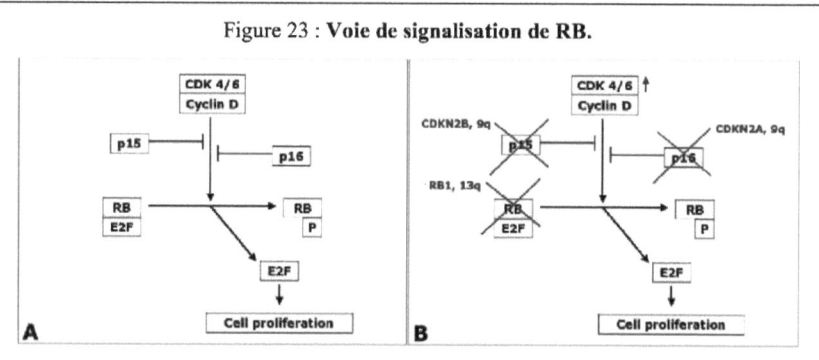

Figure 23 : **Voie de signalisation de RB.**

a) **Voie de signalisation de RB dans les conditions physiologiques** : le complexe CDK4/CDK6-cycline D phosphoryle la protéine RB qui se dissocie des protéines E2F activateurs, induisant alors la transcription de gènes impliqués dans la transition G1/S du cycle cellulaire et favorisant la prolifération cellulaire.
b) **Voie de signalisation de RB dans des conditions pathologiques** : l'amplification des gènes de CDK4 et CDK6, et/ou la délétion ou l'inactivation de gènes CDKN2A/p16 et CDKN2B/p15 entrainent une augmentation de la phosphorylation de la protéine RB, induisant une augmentation de l'activité de E2F et donc de la prolifération cellulaire. Le gène RB peut également être délété ou inactivé. Ceci conduit aussi à une augmentation de la prolifération cellulaire.

Preusser & al. – Malignant glioma: neuropathology and neurobiology (2006). Wiener Medizinische Wochenschrift.

E. Altérations des voies de signalisation des récepteurs tyrosine kinase

Les récepteurs tyrosine kinase (RTK) sont des récepteurs transmembranaires, classés dans 20 sous-familles chez l'humain, dont les familles ErbB (avec l'EGFR), PDGF (Platelet-Derived Growth Factor), VEGF et Met (ou HGFR : Hepatocyte Growth Factor Receptor). Tous ces récepteurs présentent la même structure : un domaine de liaison du ligand, une hélice transmembranaire et une région cytoplasmique contenant le domaine protéine tyrosine kinase, des régions régulatrices et une partie C-terminale (Lemmon & al, 2010). La liaison du ligand au RTK conduit à une dimérisation, puis une autophosphorylation (sur les résidus tyrosines) des récepteurs. Les récepteurs phosphorylés activent alors deux principales voies de signalisation : la voie de signalisation Ras/Raf et la voie de signalisation PI3K (Preusser & al, 2006).

Après activation du RTK par son ligand, la protéine Grb2 (Growth factor receptor bound protein 2) se lie à la tyrosine phosphorylée du récepteur de manière directe ou indirecte (par l'intermédiaire de la protéine adaptatrice Shc (Src homology 2 domain containing protein)). Grb2 est constitutivement associée à la protéine SOS (Son Of Sevenless) qui entraine la conversion de la forme inactive (Ras-GDP) en la forme active (Ras-GTP) de la protéine Ras, recrutant alors, à la membrane, des protéines de la famille Raf (Raf-1, A-Raf et B-Raf). Les protéines Raf sont alors activées par phosphorylation *via* des tyrosines kinases de la famille Src. Raf induit ensuite une phosphorylation (sérines et thréonines) de MEK1 (Mitogen-activated protein kinase kinase 1) et MEK2, qui phosphorylent, à leur tour, ERK1 (Extracellular signal Regulated Kinase 1) et ERK2 sur les résidus tyrosines et thréonines. Une fois ERK1 et 2 activées, ces kinases sont transloquées dans le noyau et induisent la phosphorylation (sérines et thréonines) de facteurs de transcription, comme Elk-1 (ETS domain-containing protein), CREB (c-AMP Response Element Binding protein), Fos, Gata-1 (Globin transcription factor 1), Jun et Myc (active la transcription des gènes des cyclines E et D, de cdk4, cdc25A et E2F) (figure 24).

Ceci induit alors la transcription de nombreux gènes intervenant notamment dans la prolifération et la survie cellulaire (Anderson & al 2006 et Steelman & al, 2011).

Figure 24 : **Voie de signalisation EGF/Ras/Raf/MEK/ERK.**

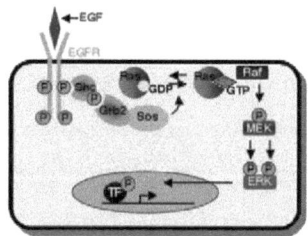

Après liaison de l'EGF au récepteur EGFR, la protéine Shc se lie au récepteur phosphorylé et recrute les protéines Grb2 et SOS, induisant la conversion de la forme inactive de Ras en sa forme active. La protéine Raf est alors recrutée et activée par des protéines kinases. Raf activée phosphoryle MEK, qui phosphoryle alors ERK. ERK activée est transloquée dans le noyau, où elle phosphoryle des facteurs de transcription et induit la transcription de nombreux gènes.

Anderson. – Role of lipids in the MAPK signaling pathway (2006). Progress in Lipid Research.

Parallèlement à la voie de signalisation de Ras/Raf, la liaison du ligand aux RTK active une PI3K de classe I qui se lie à la tyrosine phosphorylée du récepteur *via* le domaine SH2 (Src Homology 2) de sa sous-unité p85. La sous-unité p110 de la protéine PI3K catalyse alors le transfert d'un groupement phosphate du PIP2 (PhosphatidilInositol 4,5-biphosphate) vers le PIP3 (PhosphatidilInositol 3,4,5-triphosphate). Le PIP3 joue un rôle de ligand de haute affinité pour des protéines contenant des domaines PH (Pleckstrin Homology), permettant ainsi le recrutement, à la membrane plasmique, de protéines kinases, dont la plus importante est Akt/PKB. Akt est alors activée par phosphorylation sur le résidu T308 par phosphotidilinositide-dependent kinase et sur le résidu S473 par le complexe mTORC2. Après activation, Akt est transloquée dans le noyau où elle phosphoryle et régule l'activité (activation et inhibition), directement ou indirectement, de nombreuses protéines intervenant dans la prolifération et la survie cellulaire, le métabolisme et l'angiogenèse. La régulation de la voie de signalisation de PI3K est réalisée, en premier lieu, par PTEN, une phosphatase, qui déphosphoryle le PIP3 en

PIP2 et contrecarre l'action de la PI3K (figure 25). Les phosphatases SHIP1 (SH2 domain-containing Inositol 5' Phosphatase) et 2 induisent aussi la transformation du PIP3 en PIP2. Enfin, la PHLPP (PH domain Leucine-rich repeat Protein Phosphatase) déphosphoryle le résidu S473 d'Akt, inhibant ainsi l'activation de cette kinase (Steelman & al, 2011 et Yap & al, 2008).

Les substrats d'Akt sont très nombreux et divers et interviennent dans différents mécanismes cellulaires, dont la prolifération cellulaire, la survie cellulaire, la traduction et la synthèse protéique (figure 25).

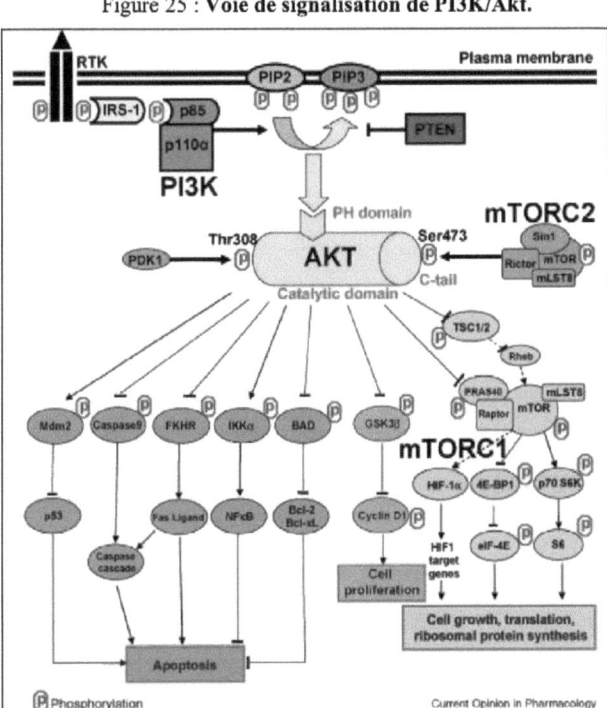

Figure 25 : **Voie de signalisation de PI3K/Akt.**

Après liaison du ligand et activation du récepteur de l'EGFR, la PI3K est activée et se lie au récepteur par sa sous-unité p85. La sous-unité p100 de la PI3K catalyse la transformation du PIP2 en PIP3. Cette conversion est inhibée par la protéine PTEN. Le PIP3 recrute des protéines kinases, dont Akt, à la membrane plasmique. Akt est activée par phosphorylation par la phosphotidilinositide-dependent kinase 1 (résidu T308) et le complexe mTORC2 (S473). Une fois activée, elle se localise dans le noyau, où elle phosphoryle de nombreux régulateurs cellulaires. La phosphorylation d'Akt peut activer (→) ou inhiber (⊥) les différents substrats, favorisant, entre autres, la prolifération et la survie cellulaire.
Yap & al. - Targeting the PI3K–AKT–mTOR pathway: progress, pitfalls, and promises (2008). Current Opinion in Pharmacology.

Tout d'abord, Akt régule l'activité de mTOR. Elle phosphoryle TSC2, induisant l'inhibition du complexe TSC1/TSC2 et permettant l'accumulation de la protéine Rheb (Ras homolog enriched in brain)-GDP. Une fois Rheb activée (Rheb-GTP), cette-dernière active mTOR, qui est présent au sein du complexe mTORC1. Ce complexe se compose de mTOR, Raptor (Regulatory associated protein of TOR) et mLST8 (mammalian lethal with sec13 protein 8), ainsi que de Deptor (DEP domain containing mTOR-interacting protein), FKBP38 (FK506 Bonding Protein 38) et PRAS40 (proline-rich Akt substrate of 40 kDa) qui sont des inhibiteurs de mTOR. Akt phosphoryle également PRAS40, levant ainsi l'inhibition de mTOR. Outre l'activation de mTOR dans mTORC1 par Akt, l'activation d'Akt est dépendante de la phosphorylation par le complexe mTORC2. Ce complexe se compose de mTOR, Rictor (Rapamicin-insensitive companion of TOR), Sin1 (stress-activated map kinase- interacting protein 1), mLST8, Deptor et Protor (Protein observed with rictor). Deptor agit au sein de ce complexe comme un inhibiteur de mTOR. Akt et mTOR régulent donc mutuellement leur activité selon des mécanismes complexes et non encore entièrement élucidés (Julien & al, 2010 et Steelman & al, 2011). Le complexe mTORC1 est un régulateur important de la synthèse protéique par son action inhibitrice (par phosphorylation) sur la liaison des protéines 4E-BP (4E-Binding Protein) à eIF4F (elongation Initiation Factor 4F) et la formation du complexe d'initiation de la traduction. De plus, mTORC1 phosphoryle $p70^{SK6}$, qui phosphoryle eIF4F (favorisant l'association de eIF4F avec le complexe de pré-initiation de la traduction) et d'autres substrats (protéine ribosomale S6, etc.) (Julien & al, 2010). En outre, ce complexe régule également la traduction de HIF-1α qui intervient dans l'angiogenèse (VEGF et PDGF) et le métabolisme (GLUT1). Enfin, mTORC1 favorise la synthèse de molécules intervenant dans le cycle cellulaire (Myc, RB, p27 et de la cycline D1) (Steelman & al, 2011).

La protéine kinase Akt régule aussi l'activité de substrats intervenant dans le phénomène d'apoptose. En effet, Akt phosphoryle la protéine pro-apoptotique BAD, induisant la dissociation avec Bcl-xl et l'association avec la protéine 14-3-3σ.

L'association BAD-protéine 14-3-3σ empêche la localisation de BAD dans la membrane externe des mitochondries et, par conséquent, la libération de cytochrome c. Il en résulte une inhibition de l'apoptose. En outre, Akt phosphoryle la caspase 9 sur le résidu sérine 196. Cette phosphorylation inhibe la caspase 9 et donc le phénomène d'apoptose. De plus, Akt phosphoryle FOXO (Forkhead box protein 0)/FKHR (ForKhead in Human Rhabdomyosarcoma) et induit sa séquestration dans le cytoplasme, inhibant la transcription des gènes cibles de FOXO dont le gène codant pour Fas-ligand, une protéine induisant l'apoptose par sa liaison au récepteur Fas et l'activation de la caspase 8. Parallèlement, elle active également, par phosphorylation, la kinase IKKα (Inhibitor of nuclear factor Kappa-B Kinase subunit alpha) qui phosphoryle les protéines de la famille IκB (Inhibitor of kappa B) qui sont des inhibiteurs de NF-κB. La phosphorylation des protéines de la famille IκB induit leur ubiquitination et donc leur dégradation par le protéasome. Il en résulte la translocation de NF-κB dans le noyau et la transcription des gènes cibles, favorisant, notamment, la survie cellulaire (Data & al, 1999 et Steelman & al, 2011). Enfin, Akt active également la protéine MDM2 qui inhibe les effets de la protéine p53, dont l'induction de l'apoptose et le contrôle du cycle cellulaire (Steelman & al 2011).

D'autre part, la protéine Akt joue également un rôle important dans la prolifération cellulaire. Elle phosphoryle directement et inhibe GSK-3β (Glycogène Synthase Kinase 3 beta). La kinase GSK-3β, sous forme active (non phosphorylée), phosphoryle la cycline D1 sur le résidu thréonine 286, induisant alors une dégradation de la cycline par le protéasome. L'inhibition de GSK-3β par Akt permet l'activation de la cycline D1 qui phosphoryle la protéine RB1 et active le facteur de transcription E2F1, induisant la transcription de gènes cibles intervenant dans la transition G1/S. Akt inhibe aussi directement, par phosphorylation, les protéines p21 et p27 qui sont des inhibiteurs du complexe cycline E/cdk2 dont l'activation est nécessaire pour la transition G1/S. En outre, Akt inhibe aussi p27, de manière indirecte, en inhibant la transcription du gène p27 (inhibition de l'activité de FOXO4) et en stimulant sa dégradation (activation de SKP2 (S-phase Kinase-associated

Protein 2)), un composant du complexe ubiquitine ligase SCF (SKP1-Culin-F-box)) (Liang & al, 2003). Enfin, Akt phosphoryle MDM2 sur les résidus sérine 166 et 186 présents dans la séquence de localisation nucléaire de MDM2. MDM2 est alors transloquée dans le noyau et interagit avec la protéine p53. Il en résulte une dégradation de p53 et une levée de l'inhibition du cycle cellulaire (Mayo & al, 2002).

Les voies de signalisation Ras et PI3K en aval de l'EGFR ne sont pas indépendantes l'une de l'autre. En effet, la protéine Ras peut activer la sous-unité catalytique p110 de la PI3K. De plus, la voie de signalisation Ras active mTOR en inhibant le complexe TSC1/TSC2 par l'intermédiaire de ERK. En outre, les deux principaux effecteurs de ces voies de signalisation, ERK et Akt, ont des substrats en commun, notamment dans la régulation du phénomène d'apoptose (Bad, Bcl-2, CREB, FOXO, caspase 9, etc.) et la prolifération cellulaire (GSK-3β). Ils favorisent également, tous les deux, la traduction d'ARN en phosphorylant, directement ou indirectement (par l'intermédiaire de substrats directs) la protéine $p70^{SK6}$, eIF4F et la protéine ribosomale S6 (Steelman & al, 2011). Ainsi, les deux voies de signalisation de l'EGFR favorisent, toutes les deux, la prolifération et la survie cellulaire, la traduction d'ARN et l'angiogenèse.

Les dérégulations des voies de signalisation des RTKs sont principalement exclusivement observées dans les glioblastomes primaires et concernent les RTKs eux-mêmes, la PI3K et PTEN.

Le RTK principalement altéré dans les glioblastomes est l'EGFR. L'augmentation de l'activité de l'EGFR résulte principalement d'une amplification génétique (40% des glioblastomes) ou d'une surexpression (60% des glioblastomes) et a principalement lieu dans les glioblastomes primaires. Les amplicons du gène de l'EGFR présentent souvent une altération structurale (Kanu & al, 2009 et Ohgaki & al, 2007). Actuellement, sept variants principaux de l'EGFR ont été identifiés avec le variant 3 (EGFRvIII) comme le variant le plus fréquent. L'EGFRvIII résulte de la délétion des exons 2 à 7 (801 paires de bases), provoquant la production de transcrits aberrants. La protéine produite est tronquée au niveau du domaine extracellulaire de liaison du ligand, résultant en un récepteur constitutivement phosphorylé et donc actif (Kanu & al, 2009). Les voies de signalisation de l'EGFR sont donc activées, induisant une augmentation de la prolifération, de la survie cellulaire et de l'angiogenèse (Furnari & al, 2007 et Kanu & al, 2009). De plus, l'EGFRvIII a une implication dans le phénomène de résistance à la chimiothérapie grâce à la modulation des voies de signalisation de l'apoptose (Kanu & al, 2009). Outre l'EGFR, d'autres gènes de tyrosines kinases peuvent également être mutés, surexprimés ou amplifiés dans les glioblastomes. Ainsi, il a été observé que le gène codant pour le PDGFRA est muté dans 13% des glioblastomes, celui d'ErbB2 dans 8% des glioblastomes et celui de MET dans 4% des glioblastomes. Il en résulte une augmentation de l'activité des voies de signalisation de Ras/Raf et de la PI3K (Purow & al, 2009 et TCGA, 2008).

La voie de signalisation des RTKs peut être également dérégulée au niveau de la PI3K. La classe IA des PI3Ks se compose des sous-unités catalytiques p110α, p110β et p110δ, codées respectivement par les gènes PI3KCA, PI3KCB et PI3KCD, et des sous-unités régulatrices p85α, p55α, p50α, p85β et p85γ provenant de l'épissage alternatif du gène PI3KR1 (Lino & al, 2011 et Purow & al, 2009). Des mutations induisant un gain de fonction du gène PI3KCA ont été détectées dans environ 15% des glioblastomes et une surexpression du gène PI3KCD est également possible dans ce type de tumeurs (Furnari & al, 2007). Des mutations du gène PI3KR1 sont également détectées dans 10% des glioblastomes (Purow & al, 2009). Il en résulte une augmentation de l'activité de la PI3K, induisant une augmentation de l'activité d'Akt et donc de ces gènes cibles.

De plus, des modifications de l'activité de PTEN peuvent aussi être à l'origine d'une dérégulation de la voie de signalisation PI3K des RTK. Le gène de PTEN se situe sur le chromosome 10 (10q23.3) dont la perte de l'hétérozygotie est un phénomène fréquent (60 à 80% des cas) dans les glioblastomes (perte totale du chromosome 10 pour les glioblastomes primaires et perte de la partie 10q pour les glioblastomes secondaires). Le gène de PTEN est muté dans environ 15 à 40% des cas de glioblastome et concerne exclusivement les glioblastomes primaires (Kanu & al, 2009 et Ohgaki & al, 2007). Les mutations non sens (12%), ainsi que les insertions et délétions provoquant l'apparition d'un codon STOP (32%), sont distribuées de manière équitable sur l'ensemble des exons du gène, alors que les mutations faux sens, induisant un changement d'acides aminés, sont principalement localisées dans les exons 1 à 6. La perte de l'expression du gène de PTEN peut également résulter de la méthylation de son promoteur (Kanu & al, 2009). La perte d'activité de PTEN résulte en une augmentation de l'activité d'Akt.

Enfin, des mutations du gène NF1 peuvent être à l'origine d'une augmentation de l'activité de la voie de signalisation de Ras/Raf en dehors de la neurofibromatose de type 1. Le TCGA a observé que le gène de NF1 est muté dans 18% des glioblastomes (fréquence plus élevée que celle attendue) (Purow & al, 2009 et TCGA, 2008).

Ces différents phénomènes induisent une augmentation de l'activation des voies de signalisation de l'EGFR, principalement la voie PI3K avec une forte activité d'Akt. Il en résulte une augmentation de la prolifération cellulaire, de la survie cellulaire et de l'angiogenèse. Ces modifications d'activité participent également au changement métabolique des cellules cancéreuses.

F. Modifications génétiques de l'IDH

L'isocitrate déshydrogénase, ou IDH, est une enzyme qui catalyse la conversion réversible de l'isocitrate en α-cétoglutarate, selon un processus en deux étapes. Il existe, dans le génome humain, cinq gènes IDH codant pour trois IDH distinctes. Les isoformes 1 et 2 de l'IDH sont de structure homodimérique et ont une activité enzymatique $NADP^+$-dépendante, permettant la production de NADPH. L'IDH1 est localisée dans le cytoplasme et les peroxysomes, alors que l'IDH2 se situe dans les mitochondries où elle participe au cycle de Krebs. L'isoforme 3 de l'IDH possède une structure hétérodimérique (une sous-unité catalytique et deux sous-unités régulatrices codés par trois gènes distincts) et a une activité enzymatique

NAD$^+$-dépendante avec production de NADH. L'IDH3 est localisée dans les mitochondries (Dang & al, 2010 et Labussière & al, 2010).

Des études, réalisées après les travaux du TCGA, ont révélé des mutations du gène de l'IDH1 sur le chromosome 2q33 dans 12% des glioblastomes (Parsons & al, 2008). Cinq mutations de l'IDH1 ont été détectées avec comme mutation la plus fréquente (>90%) la mutation R132H (Labussière & al, 2010). Cette mutation correspond à une mutation hétérozygote qui induit le changement d'une guanine en adénine en position 395, provoquant un changement de l'acide aminé correspondant (arginine en histidine) en position 132 (R132H) (Parsons & al, 2008). Le résidu R132 est localisé dans le site de liaison du ligand de l'IDH1 et les mutations en ce site perturbent les interactions entre l'IDH et l'isocitrate. La mutation R132H induit une perte de l'activité enzymatique de conversion de l'isocitrate en α-cétoglutarate (production de NADPH) et un gain de fonction permettant la transformation de α-cétoglutarate en 2-hydroxyglutarate (production de NADP$^{+)}$) (figure 26). Malgré une mutation exclusivement monoallélique, l'IDH est inactivée par un effet dominant négatif de la protéine mutée. En outre, de rares mutations du gène de l'IDH2, en position R172 (codon équivalent au codon R132 de l'IDH1), ont également été observées dans les gliomes ne possédant pas de mutations de l'IDH1 (Dang & al, 2010 et Labussière & al, 2010). Il semble donc que les mutations de l'IDH1 et l'IDH2 soient mutuellement exclusives et que des mutations dans un des deux isoformes soient suffisantes (Dang & al, 2010).

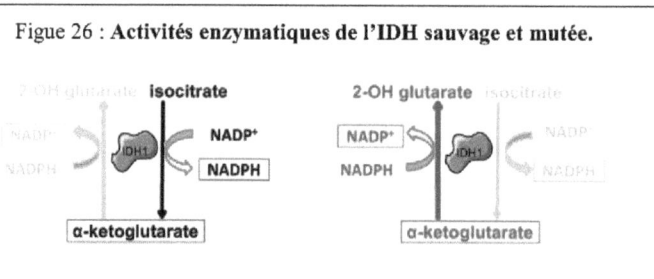

Figure 26 : Activités enzymatiques de l'IDH sauvage et mutée.

L'IDH sauvage (wild type) convertit l'isocitrate en α-cétoglutarate avec production de NADPH. Les mutations du gène de l'IDH induisent une inhibition de cette activité enzymatique, mais permettent l'acquisition d'une autre activité enzymatique, qui transforme l'α-cétoglutarate en 2-hydroxyglutarate.
Labussière & al. - IDH1 Gene Mutations: A New Paradigm in Glioma Prognosis and Therapy? (2010). The Oncologist.

La perte et le gain de fonction de l'IDH ont un impact sur le métabolisme cellulaire. En effet, la perte de l'activité de conversion de l'isocitrate en α-cétoglutarate est accompagnée d'une diminution de production de NADPH. De plus, la nouvelle activité enzymatique de l'IDH consomme du NADPH. Ceci conduit à la diminution de la concentration en NADPH et induit une diminution de la régénération du glutathion réduit (un antioxydant cellulaire) et une augmentation du stress oxydatif (Dang & al, 2010 et Labussière & al, 2010). D'autres voies métaboliques, comme la voie du pentose-phosphate, sont également dépendantes du ratio NADPH/NADP$^+$ et une diminution du NADPH induit des altérations métaboliques qui augmentent le stress cellulaire (Dang & al, 2010). En outre, le mécanisme exact par lequel le 2-hydroxyglutarate participe au phénomène tumoral n'est pas encore élucidé, mais plusieurs hypothèses sont proposées. Tout d'abord, du fait d'une ressemblance structurale entre le 2-hydroxyglutarate et l'α-cétoglutarate, de fortes concentrations de 2-hydroxyglutarate pourraient inhiber, par compétition, des enzymes α-cétoglutarate-dépendantes, comme la PHD, une enzyme qui participe à la dégradation de HIF-1α. Il en résulterait une augmentation de l'activité de HIF-1α et donc de la transcription de gènes intervenant dans la survie cellulaire, l'angiogenèse et le métabolisme glucidique. D'autre part, le 2-hydroxyglutarate inhiberait des histones déméthylases et affecterait donc l'expression de nombreux gènes, dont la MGMT (Dang & al, 2010). Les mutations de l'IDH induisent donc une augmentation du stress cellulaire, une augmentation de l'activité de HIF-1α et une modification de l'expression de certains gènes.

Les diverses études concernant le gène de l'IDH1 révèlent que les mutations de l'IDH1 sont observées dans environ 70% des gliomes de grade II, 64% des gliomes de grade III et environ 80% des glioblastomes secondaires, alors qu'elles ne sont présentes que dans 6% des glioblastomes primaires. Il semblerait donc que la mutation du gène de l'IDH1 soit un événement précoce dans le développement des glioblastomes secondaires, tout comme les mutations du gène de p53 (Dang & al, 2010 et Labussière & al, 2010). Des analyses de biopsies de patients atteints de gliomes de bas grade ont révélé que les mutations de l'IDH apparaissent avant celles de p53, suggérant que les mutations de l'IDH participent à la transformation cancéreuse des précurseurs de cellules gliales (Dang & al, 2010). Il a également été démontré que les mutations de l'IDH sont fortement associées à la co-délétion des chromosomes 1p/19q qui sont également plus présents dans les glioblastomes secondaires (Labussière & al, 2010). En outre, les patients atteints de gliomes (dont les glioblastomes) et présentant des mutations de l'IDH1 ont un temps de survie significativement plus long que les patients avec un gène de l'IDH sauvage. Des analyses multivariées ont confirmé que les mutations de l'IDH1 sont des facteurs indépendants de meilleur pronostic pour les patients atteints de gliomes. Une des raisons suggérées pour expliquer ce phénomène est que les cellules présentant un gène IDH muté sont plus sensibles et moins protégées contre les dommages du stress oxydatif, les rendant ainsi plus sensibles à la chimio- et/ou la radiothérapie. Cependant, pour l'instant, les mutations de l'IDH n'ont pas d'impact statistiquement significatif sur le taux de réponse à la chimiothérapie par le témozolomide (Dang & al, 2010 et Labussière & al, 2010). En raison de leur forte fréquence dans les glioblastomes secondaires et leur faible présence dans les glioblastomes primaires, les mutations de l'IDH sont un potentiel marqueur diagnostic des glioblastomes secondaires (Dang & al, 2010).

G. Voies de signalisation du TGF-β

Le TGF-β (Transforming Growth Factor beta) est une cytokine, qui appartient à la superfamille du TGF-β composée de plus de 35 membres, jouant un rôle dans le développement et l'homéostasie tissulaire (Dijke & al, 2004). Le TGF-β existe sous trois isoformes (TGF-β1, TGF-β2 et TGF-β3) qui sont codés par des gènes différents. Cependant, ces trois isoformes activent le même type de voies de signalisation (Joseph & al, 2013).

Le TGF-β se lie à un complexe membranaire de récepteurs sérine/thréonine kinase, appelé ALKs (Activin-receptor Like Kinases). Ce complexe de récepteurs est constitué de récepteurs de type I et II. La liaison du ligand induit la dimérisation des récepteurs de type I et II et une phosphorylation du récepteur de type I par le récepteur de type II. Le complexe de récepteurs ou ALK est alors activé. Le récepteur de type I interagit ensuite avec des protéines de la famille R-Smad (Receptor-regulated Smad : Smad 1, 2, 3, 5 et/ou 8) grâce à l'aide de la protéine SARA (Smad Anchor for Receptor Activation). Le récepteur de type I phosphoryle ces protéines Smads sur deux résidus sérines présents dans la partie C-terminale. Chaque type d'ALK phosphoryle des protéines Smads spécifiques (ALK 4, 5 et 7 phosphorylent Smad 2 et 3, et ALK 1, 2, 3 et 6 phosphorylent Smad 1, 5 et 8). Dans la majorité des cellules, sauf les cellules endothéliales, la voie de signalisation du TGF-β utilise ALK 5. Les protéines Smads activées forment un complexe avec Smad 4. Ce complexe est transloqué dans le noyau, où il s'accumule et contrôle l'expression de gènes par liaison à des facteurs de transcription, des corépresseurs ou des coactivateurs. Le contrôle de l'expression génétique est dépendant du type cellulaire et de la concentration en ligand. L'activation des R-Smads est inhibée par les I-Smads (Inhibitory Smads : Smads 6 et 7). Les I-Smads empêchent la phosphorylation des Smads par compétition au niveau des récepteurs de type I. De plus, Smad 7 recrute les protéines Smurf (Smad ubiquitination regulatory factor) 1 et 2 au niveau du récepteur de type I, résultant en une poly-ubiquitination, puis en la dégradation du récepteur de type I (figure 27) (Dijke & al, 2004).

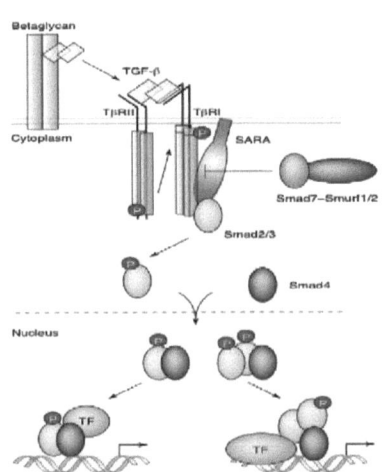

Figure 27 : **Voie de signalisation du TGF-β dépendante des Smads.**

Le TGF-β peut être présenté aux récepteurs du TGF-β par des récepteurs accessoires. La liaison du TGF-β au complexe de récepteurs ou ALK (composé de récepteurs de types I et II) induit la phosphorylation du récepteur de type I par le récepteur de type II, ce qui active le complexe de récepteurs du TGF-β. Le récepteur de type I interagit avec les protéines Smad (1, 2, 3, 5 ou 8), par l'intermédiaire de la protéine SARA, et les phosphoryle. Une fois les protéines Smad phosphorylées, elles forment un complexe avec Smad 4, qui est transloqué dans le noyau, où il régule, avec des facteurs de transcription (TF), la transcription de gènes. La signalisation par les Smads peut être inhibée par le complexe Smad 7 et Smurf 1 et 2. Ce complexe induit une poly-ubiquitination et donc une dégradation du récepteur de type I. De plus, Smad 7 empêche la phosphorylation des Smads par compétition au niveau du récepteur de type I.
Dijke & al. - New insights into TGF-b–Smad signalling (2004). Trends in biochemical sciences.

La voie de signalisation du TGF-β par les Smads régule de nombreux mécanismes cellulaires (Dijke & al, 2004 ; Joseph & al, 2013 ; Kanu & al, 2009 et Moustakas & al, 2005).

Tout d'abord, le TGF-β inhibe la prolifération cellulaire en induisant l'arrêt du cycle cellulaire en phase G1. La voie de signalisation du TGF-β, impliquant les Smads, induit la transcription des gènes de p15, p21 et p27 qui agissent comme des inhibiteurs du cycle cellulaire. De plus, cette voie inhibe l'expression des gènes de Myc et de certains inhibiteurs de la différenciation (Id1 à 3) (Kanu & al, 2009 ; Matsuura & al, 2004 et Moustakas & al, 2005).

La voie de signalisation du TGF-β induit également un effet pro-apoptotique par la transcription de gènes pro-apoptotiques, comme les gènes de SHIP, DAPK (Death-Associated Protein Kinase) et TIEG1 (TGF-β-Inducible Early response Gene 1). De plus, Smad 3 induit l'expression et l'activation du récepteur Fas, qui provoque l'apoptose par activation de la caspase 8 (Moustakas & al, 2005).

En outre, le TGF-β participe au phénomène de transition épithélio-mésenchymateuse (Kanu & al, 2009 et Moustakas & al, 2005). En effet, l'activation des Smads induit la transcription de gènes impliqués dans la transition épithélio-mésenchymateuse, tel que Snail, qui inhibe le gène de la E-cadhérine. Il en résulte une dissolution des jonctions adhérentes. Parallèlement, dans les cellules épithéliales polarisées, l'ALK est recruté au niveau des jonctions serrées par la protéine occludine. ALK interagit alors avec la protéine Par6. Le récepteur de type II d'ALK phosphoryle la protéine Par6 qui recrute Smurf 1, induisant la dégradation de RhoA (Ras homolog gene family, member A). Il en résulte la dissolution du cytosquelette d'actine et des jonctions serrées (Moustakas & al, 2005). Outre le phénomène de transition épithélio-mésenchymateuse, le TGF-β régule aussi la matrice extracellulaire par la transcription de gènes codant pour des constituants de cette matrice et des enzymes qui régulent sa fonction, comme le PAI-1 (Plasminogen Activator Inhibitor 1) et la collagénase (Moustakas & al, 2005). Tous ces phénomènes favorisent la migration cellulaire et l'invasion au niveau des glioblastomes (Kanu & al, 2009).

D'autre part, le TGF-β présente un effet immunosuppresseur. Le TGF-β2 est une cytokine immunosuppressive et le TGF-β1 diminue les signaux prolifératifs de l'interleukine 2 entrainant une inhibition du développement des lymphocytes T. Le TGF-β favorise également la production de lymphocytes T régulateurs qui induisent une immunosuppression par régulation négative de la production d'interleukine 2, d'interféron gamma et de cytokines pro-inflammatoires et par augmentation de la production de cytokines Th2. Il diminue aussi, par d'autres mécanismes, l'expression du complexe majeur d'histocomptabilité de classe II à la surface des cellules gliales et désactive les cellules natural killer, les cellules de la microglie et les phagocytes mononucléaires (Joseph & al, 2013).

Outre la voie de signalisation du TGF-β par activation de Smads, il existe d'autres voies de signalisation du TGF-β qui fonctionnent indépendamment de ces protéines. Ces autres voies font notamment intervenir Ras-Erk, PI3K/Akt, NF-κB, Cox-2 (CycloOxygénase 2) et SAPK (Stress-Activated Protein Kinases) (Joseph & al, 2013). L'activation de ces différentes voies induit l'activation de gènes impliqués, entre autres, dans la prolifération et la transformation cellulaire (Kanu & al, 2009). Il semblerait que les voies de signalisation du TGF-β indépendantes des Smads constituent les signaux prédominants dans les cellules tumorales avancées et métastasiques (Joseph & al, 2013). Le TGF-β participe donc à la régulation de nombreux mécanismes cellulaires différents, cependant, il s'agit d'un système complexe faisant intervenir des voies de signalisation dépendantes et indépendantes des Smads qui peuvent avoir des effets opposés (Kanu & al, 2009).

Le TGF-β1 et son récepteur de type II sont exprimés dans les glioblastomes, alors qu'ils ne sont pas présents dans le tissu cérébral normal et dans les gliomes de bas grade (Kanu & al, 2009). Dans les glioblastomes, le TGF-β est sécrété à la fois par les cellules cancéreuses et par les cellules du microenvironnement, ce qui induit un effet autocrine et un effet paracrine de ce facteur (Joseph & al, 2013). Il en résulte une activation des voies de signalisation du TGF-β qui peuvent, à la fois, limiter (inhibition de la prolifération cellulaire, etc.) et favoriser (altération de la matrice extracellulaire, transition épithélio-mésenchymateuse, etc.) le développement tumoral. Cependant, les glioblastomes contrecarrent certains effets suppresseurs de tumeur du TGF-β tout en gardant les effets favorisant le développement tumoral (Joseph & al, 2013). En effet, dans les cellules cancéreuses, l'inhibition de la prolifération, résultant de l'activation des Smads par le TGF-β, peut être levée. La protéine Smad 3 peut être phosphorylée et inhibée par CDK4 et CDK2. Les cellules cancéreuses expriment de fortes concentrations de CDK à cause de l'inactivation d'inhibiteurs cellulaires et d'altérations génétiques diverses. Il en résulte donc une augmentation de la phosphorylation de Smad 3 et donc de son inhibition, permettant ainsi de favoriser la prolifération cellulaire (Matsuura & al, 2004). Ainsi, malgré des effets potentiellement suppresseurs de tumeur, le TGF-β joue un rôle important, mais complexe dans le développement des glioblastomes.

H. Altérations des voies de signalisation dans les GSCs

Les cellules souches cancéreuses partagent des caractéristiques communes avec les cellules souches normales et les progéniteurs, cependant, elles divergent de ces cellules d'un point de vue génétique et d'un point de vue des signalisations moléculaires mises en œuvre. Depuis la découverte des cellules souches cancéreuses, des investigations ont été menées afin d'en identifier la signalisation moléculaire, mais ce travail reste encore à compléter. Néanmoins, quelques voies de signalisation spécifiques, intervenant dans le maintien et les fonctions des GSCs, ont déjà été identifiées (Huang & al, 2010).

Une des voies de signalisation assimilée aux GSCs est la voie de Notch. L'activation de cette voie de signalisation se réalise lors de la liaison du ligand (Delta-like ou Jagged) au récepteur Notch. Cette liaison induit deux coupures protéolytiques, une par une métalloprotéase de la famille ADAM (A Disintegrin And Metalloproteinase) et l'autre par une γ-sécrétase. Ces coupures libèrent la partie intracellulaire du récepteur Notch, qui est alors transloquée dans le noyau où elle se dimérise avec le facteur de transcription RBP-J (Recombination signal sequence-Binding Protein Jk) et induit la transcription de gènes cibles contenant des sites de liaison de RBP-J (Borggrefe & al, 2009 et Zhou & al, 2009). Actuellement, seulement un petit nombre de gènes cibles de Notch ont été identifiés, incluant Hes (Hairy/enhancer of split : un répresseur de transcription), Myc, le gène de la cycline D1, p21 et le gène codant Bcl-2. Des études révèlent que la voie de signalisation de

Notch est dérégulée dans les gliomes, dont les glioblastomes, et que cette voie est impliquée dans le maintien de l'état souche des cellules souches cancéreuses (Borggrefe & al, 2009 et Huang & al, 2010). D'autres travaux suggèrent la participation de la voie de signalisation de Notch dans la radiorésistance des GSCs (Huang & al, 2010).

Une deuxième voie dont la dérégulation est associée aux GSCs est la voie de Shh. L'activation de cette voie résulte de la liaison des ligands Hedgehog au récepteur PTCH (PaTCHed), supprimant l'inhibition de SMO (Smoothened homologue). Il en résulte des signaux induisant la localisation nucléaire de membres de la famille Gli (Glioma-associated oncogene homologue) qui activent ou répriment alors leurs gènes cibles (Huang & al, 2010 et Zhou & al, 2009). La voie Shh favorise la prolifération cellulaire (transition G1/S et G2/M) par augmentation de la transcription du gène Myc, des cyclines D1, D2, E et B1. Cette voie favorise aussi la survie cellulaire par augmentation de l'expression de Bcl-2, BMI1 (B lymphoma Mo-MLV Insertion region 1 homolog : inhibe p16) et PRDM1 (PR domain zinc finger protein 1 : inhibe BIM et p53). Elle participe aussi à la transition épithélio-mésenchymateuse en favorisant, entre autres, la transcription du gène de Snail (Katoh & al, 2009). De plus, des études révèlent que la voie de signalisation Shh régule également l'auto-renouvellement des GSCs (Huang & al, 2010). Une augmentation de l'expression de Gli1, suite à une amplification ou une augmentation de nombre de copies du gène de Gli1, a été observée dans les gliomes (Katoh & al, 2009).

D'autres voies de signalisation associées aux GSCs, mais également aux cellules cancéreuses non souches, sont celles des RTKs, via PI3K/Akt, et du TGF-β. D'une part, des études révèlent que l'activité de l'EGFR, plus particulièrement la voie de signalisation PI3K/Akt, est nécessaire pour le maintien des GSCs (Huang & al, 2010). D'autre part, le TGF-β induit la transcription de Sox 4 qui induit, à son tour, l'expression de Sox 2, un régulateur important de l'état souche des cellules. Ainsi, le TGF-β permet le maintien de l'état souche des GSCs (Joseph & al, 2013).

I. Effet pro-tumoral des interactions entre les différentes voies de signalisation

Les différentes voies de signalisation décrites précédemment ne sont pas des voies indépendantes l'une de l'autre. En effet, il existe de nombreuses liaisons entre les différentes voies de signalisation qui peuvent parfois accentuer les mécanismes participant au développement tumoral (Furnari & al, 2007).

Tout d'abord, la protéine p53 favorise la transcription de PTEN (inhibiteur des PI3K) et réprime l'expression de p110α (sous-unité de la PI3K), résultant en une régulation négative de la voie PI3K des RTKs. Cependant, la perte de l'activité de p53, en association avec des RTKs constitutivement actifs, potentialise l'activité de la voie de signalisation de PI3K (Furnari & al, 2007).

Ensuite, la voie de PI3K a également un impact sur la voie de signalisation de p53. En effet, la protéine Akt phosphoryle MDM2, induisant la dégradation de p53 (Mayo & al, 2002). Akt inhibe également p21, un effecteur de la voie de signalisation de p53 (Liang & al, 2003). Une augmentation de l'activité de la voie PI3K régule donc négativement la voie de signalisation de p53 et favorise, notamment, la prolifération et la survie cellulaire.

De plus, la voie de signalisation de p53 est aussi régulée par les MAPK et la protéine RB. La voie de signalisation des MAPK (voie Ras des RTK) active le proto-oncogène Myc, qui se lie au répresseur de transcription miz-1 et bloque la transcription du gène de p21 (Furnari & al, 2007). La voie de signalisation de RB, par l'intermédiaire de E2F, induit, quant à elle, la transcription du gène de p14 qui inhibe MDM2 (Polager & al, 2008). Des RTKs constitutivement actifs et les altérations de la voie de signalisation de RB régulent donc négativement la voie de signalisation de p53.

Par ailleurs, la voie de signalisation du TGF-β impliquant les Smads induit la transcription du gène p21, favorisant ainsi l'arrêt du cycle cellulaire. Le TGF-β potentialise donc les effets suppresseurs de tumeur de p53 (Kanu & al, 2009).

D'autre part, les deux principales voies de signalisation des RTKs (PI3K et Ras) régulent la voie de signalisation de la protéine RB. La voie de signalisation de la PI3K, par l'intermédiaire d'Akt, permet l'activation de la cycline D1 grâce à l'inhibition de GSK-3β (Liang & al, 2003). L'activation de ERK, suite à l'activation de la voie de signalisation de Ras, permet l'activation de la cycline D au milieu de la phase G1 du cycle cellulaire (Assoian & al, 2011). Ainsi, des RTKs constitutivement actifs ou une augmentation de l'activité des voies de signalisation de la PI3K et/ou de Ras favorisent la prolifération cellulaire par augmentation de l'activation de la cycline D, permettant l'activation de E2F et la transcription de gènes impliqués dans la transition G1/S du cycle cellulaire.

Par ailleurs, les voies de signalisation spécifiques des GSCs (Notch et Shh) ont également des liens entre elles et avec d'autres voies. Les voies de signalisation de Notch et de PI3K favorisent respectivement leur activité. En effet, la voie de Notch favorise l'activité de la voie de signalisation PI3K par l'intermédiaire de Hes1 qui inhibe PTEN, et la voie PI3K augmente l'activité de Notch par inhibition de GSK3-β, un inhibiteur du co-activateur MAML (Mastermind-like 1) de Notch (Gutierrez & al, 2007 ; McKenzie & al, 2006 et Saint Just Ribeiro & al, 2009). Par ailleurs, la voie de Shh augmente la transcription du gène de JAG2 (ligand du récepteur Notch), alors qu'elle diminue celle de Notch1 par l'intermédiaire de p53. Ainsi, Shh régule à la fois positivement et négativement la voie de Notch (Katoh & al, 2009).

Enfin, il existe des liens entre les voies de signalisation du TGF-β et les voies PI3K et Ras. D'une part, les protéines Smads, activées lors de la signalisation par le TGF-β, peuvent se lier et inhiber Akt. Parallèlement, la sous-unité p85 de la PI3K peut s'associer, de manière indirecte, avec les récepteurs de type I et II du TGF-β, résultant en une activation dépendante d'un ligand de la PI3K (Moustakas & al, 2005). Ainsi, le TGF-β peut à la fois activer et inhiber la voie de signalisation de la PI3K. D'autre part, ERK modifie l'activité des facteurs de transcription qui coopèrent avec le complexe de Smad dans le noyau et phosphoryle directement les R-Smads, résultant en une inhibition de la translocation nucléaire et l'activité transcriptionnnelle de ces protéines (Moustakas & al, 2005 et Mu & al, 2012). De plus, le récepteur de type II d'ALK possède une activité tyrosine kinase qui peut induire l'activation de la même voie de signalisation que celle des RTKs (Ras/Raf/MEK/ERK) (Mu & al, 2012). Ainsi, la voie de signalisation Ras/ERK peut inhiber la voie du TGF-β/Smad et la voie de signalisation du TGF-β indépendante des Smads peut activer la voie de Ras/Raf/MEK/ERK.

Les quelques exemples de connexions entre les différentes voies, décrites ci-dessus, mettent en évidence d'une part, la complexité de la signalisation cellulaire et d'autre part, l'impact des altérations d'une voie de signalisation sur les autres voies.

Les principales voies de signalisation intervenant dans le développement des glioblastomes, ainsi que certaines connexions entre elles sont représentées dans la figure 28.

Figure 28 : **Principales voies de signalisation impliquées dans la gliomagenèse.**

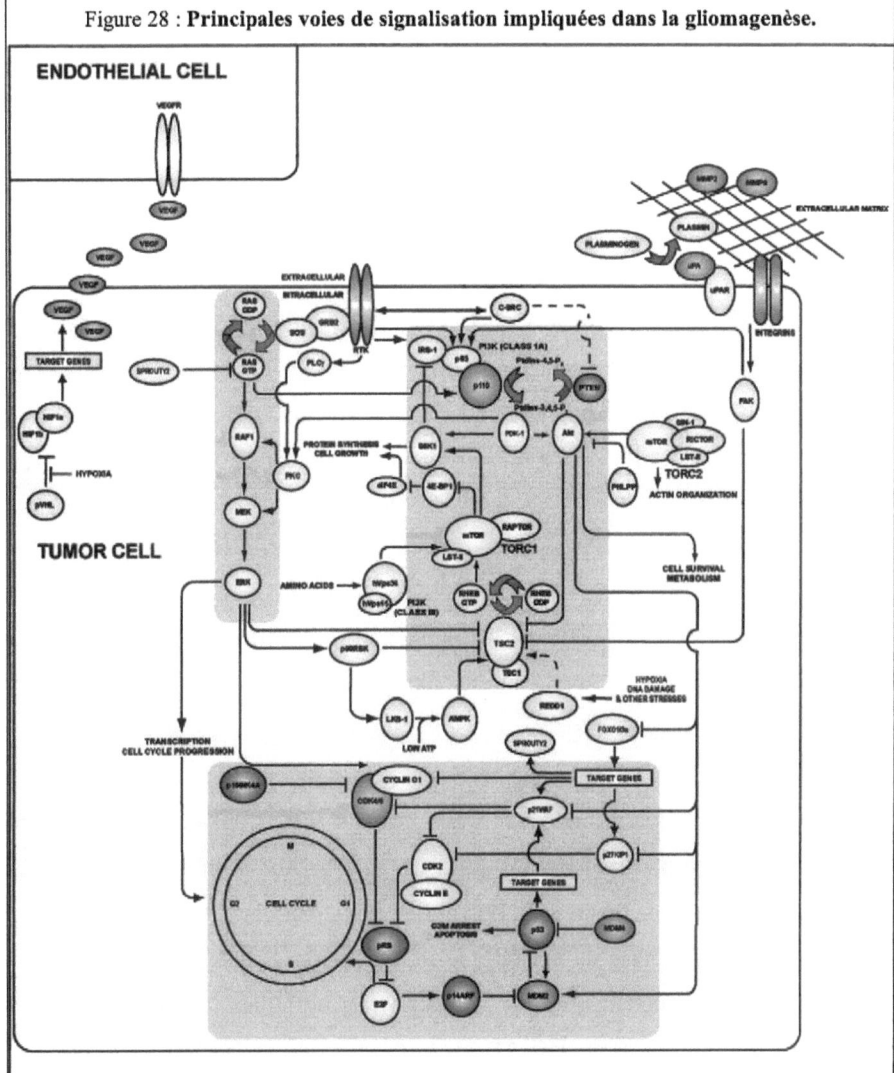

Les principales voies de signalisation activées ou inhibées lors du développement des glioblastomes sont les deux principales voies des récepteurs tyrosines kinases (Ras/Raf et PI3K/Akt) et les voies de p53 et de RB. Ces voies (avec d'autres voies (IDH, TGF-β, Notch, Shh) non représentées dans ce schéma) ont, entre autres, un impact sur le cycle cellulaire, la transcription, le métabolisme, la survie cellulaire, l'endothélium et la matrice extracellulaire. Ces diverses voies sont interconnectées et ont donc un impact les unes sur les autres.
Les suppresseurs de tumeur sont représentés dans une bulle rouge, les proto-oncogènes et les gènes favorisant la croissance dans des bulles vertes. Les lignes pleines représentent des interactions directes, alors que les lignes discontinues représentent des interactions indirectes ou inconnues.
Figure inspirée de celle présente dans la publication : Furnari & al. - Malignant astrocytic glioma: genetics, biology, and paths to treatment (2007). Genes & Development.

J. Conclusion

Les travaux effectués ces dernières années ont permis d'identifier de nombreuses altérations génétiques dans les glioblastomes et ainsi d'améliorer la compréhension du phénomène de gliomagenèse. Cependant, les mécanismes exacts ne sont pas toujours connus. De plus, la perte de certaines régions chromosomiques impliquées dans le développement tumoral suggère la présence de gènes suppresseurs de tumeur non encore identifiés. La poursuite des travaux concernant les glioblastomes s'avère donc nécessaire, afin de compléter les connaissances actuelles et d'améliorer le diagnostic et le traitement de ces tumeurs.

Les études effectuées, jusqu'à présent, permettent de distinguer les glioblastomes primaires des glioblastomes secondaires par leurs altérations génétiques (figure 29).

Les glioblastomes primaires sont principalement caractérisés par une perte entière du chromosome 10, une amplification du gène de l'EGFR, des mutations de PTEN et présentent également des délétions ou une méthylation du promoteur du gène CDKN2A codant pour p14 et p16 (Kanu & al, 2009).

Les glioblastomes secondaires sont, quant à eux, caractérisés par la perte partielle du chromosome 10, des mutations du gène de p53, la co-délétion 1p/19q, la méthylation du promoteur du gène RB1, des mutations du gène de l'IDH1 et la méthylation du promoteur de la MGMT. Ils présentent également des délétions et méthylations du promoteur du gène CDKN2A. En outre, les mutations de p53, la méthylation du promoteur de MGMT, les mutations du gène CDKN2A et celles de l'IDH1 sont des évènements précoces dans le développement des glioblastomes secondaires, alors que la méthylation du promoteur de RB1 intervient tardivement dans le processus de développement des glioblastomes secondaires. Parallèlement, les mutations de l'IDH1 pourraient être utilisées comme un marqueur diagnostique des glioblastomes secondaires, du fait de leur forte fréquence dans cette catégorie de tumeurs (80%) et de leur faible fréquence dans les glioblastomes primaires (6%) (Kanu & al, 2009).

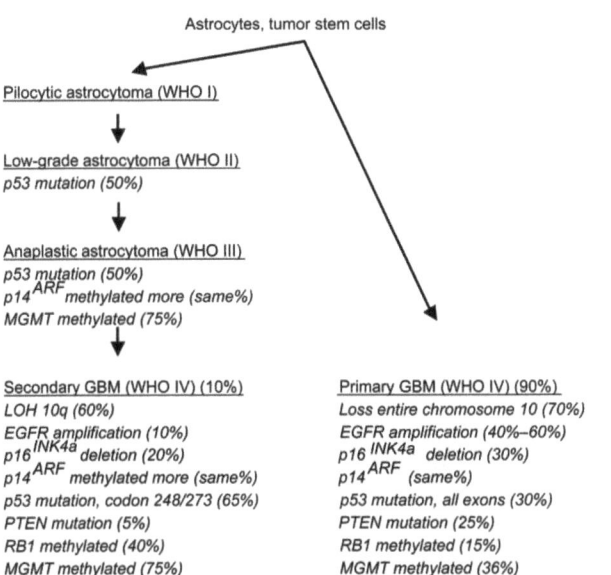

Figure 29 : **Principales altérations génétiques présentes des glioblastomes primaires et secondaires.**

Les glioblastomes secondaires sont principalement caractérisés par la perte partielle du chromosome 10, les mutations du gène de p53, la méthylation du gène de RB1 et de la MGMT. Les mutations de p53 sont l'un des évènements les plus précoces dans le développement des glioblastomes secondaires, suivies de la méthylation du gène de p14 et de la MGMT.
Les glioblastomes primaires présentent principalement une perte entière du chromosome 10, des amplifications du gène de l'EGFR et des mutations du gène de PTEN.
Les délétions et mutations du gène codant pour p14 et p16 sont présentent dans les deux types de glioblastomes.
Kanu & al. – Glioblastoma multiforme oncogenomics and signaling pathways (2009). Clinical Medicine Oncology.

D'un point de vue thérapeutique, la méthylation du promoteur de la MGMT, la co-délétion 1p/19q et les mutations de l'IDH1 sont associées à une augmentation de la survie de patients sous radiothérapie et/ou chimiothérapie. Ces trois altérations génétiques pourraient alors être utilisées comme marqueurs de prédiction thérapeutique.

Des altérations génétiques spécifiques aux GSCs ont également été identifiées, ainsi que des altérations de voies de signalisation communes aux GSCs et aux cellules cancéreuses non souches. Ces informations peuvent avoir une implication thérapeutique, car elles indiquent des cibles thérapeutiques spécifiques ou non des GSCs. En outre, les divers travaux mettent en évidence l'interconnexion entre différentes voies de signalisation, révélant ainsi la complexité de la signalisation moléculaire et la difficulté que cela peut représenter pour la recherche de nouveaux principes actifs.

Toutes les voies altérées, présentes dans les glioblastomes, sont également des voies de signalisation qui contribuent à la physiologie des cellules normales (cellules non souches et/ou souches). Cependant, il semblerait que les cellules cancéreuses présentent une plus grande dépendance *vis à vis* de certaines de ces voies de signalisation pour assurer la croissance et la prolifération de la tumeur. Il s'agit du phénomène « d'addiction aux oncogènes » (Weinstein & al, 2008). Au niveau des glioblastomes, ce phénomène a principalement été suggéré pour la voie de signalisation de l'EGFR/PI3K/Akt (Bartek & al, 2012 et Cheng & al, 2009). Il a été observé que, dans des cellules de glioblastomes humains, le métabolisme du glucose est corrélé à l'activité d'Akt. Ces cellules cancéreuses sont plus sensibles à la privation de glucose (taux de mortalité plus élevé) que les cellules normales, car elles n'ont pas la capacité d'utiliser d'autres sources de carbone. Il a alors été suggéré que l'activation d'Akt bloque la capacité des cellules cancéreuses à métaboliser des substrats non glucidiques, rendant ainsi ces cellules cancéreuses dépendantes d'Akt et du glucose (Cheng & al, 2009). D'un point de vue thérapeutique, les cellules cancéreuses seraient donc plus sensibles à l'inhibition spécifique de ces voies dont elles sont dépendantes, que les cellules normales.

Après l'aspect génétique des glioblastomes, ce travail s'intéresse aux aspects thérapeutiques des glioblastomes, par l'étude de la thérapeutique actuelle, des nouvelles thérapies en essais cliniques (principalement basées sur les modifications génétiques précédemment identifiées) et des thérapies futures, actuellement encore au stade de recherches.

III. Aspects thérapeutiques des glioblastomes

A. Thérapies actuelles

Le diagnostic de glioblastomes doit être réalisé le plus tôt possible, car les déficits neurologiques acquis ne sont presque pas réversibles. Les signes cliniques, tels que les crises convulsives, les céphalées apparues récemment et les déficits neurologiques centraux minimes, doivent inciter à réaliser une IRM (Réseau ONCOLOR & al, 2011). Une fois un diagnostic supposé, la stratégie thérapeutique est discutée lors d'une réunion de concertation pluridisciplinaire, où des oncologues, neurochirurgiens, neurologues, radiologues, radiothérapeutes et pathologistes sont présents (Réseau de cancérologie d'Aquitaine, 2010 ; Réseau ONCOLOR & al, 2011 et Réseau Onco Poitou Charentes, 2010).

1. Traitements de première intention

a) Chirurgie

La chirurgie a pour but l'exérèse de la tumeur, tout en maintenant, de manière optimale, les fonctions cérébrales du patient (Réseau ONCOLOR & al, 2011). De plus, elle permet l'obtention d'échantillons représentatifs de la tumeur, pour la confirmation du diagnostic par un examen histologique et la réalisation éventuelle de tests basés sur les techniques de biologie moléculaire (Réseau de cancérologie d'Aquitaine, 2010 et Réseau Onco Poitou Charentes, 2010).

La chirurgie (exérèse ou biopsie) doit permettre l'obtention d'échantillons représentatifs de la lésion pour la réalisation d'un examen anatomo-pathologique. Les examens neuroradiologiques n'étant pas suffisamment spécifiques, la confirmation histologique est essentielle pour le diagnostic. La confrontation des données histologiques et de l'imagerie peut contribuer à l'établissement du diagnostic (Réseau de cancérologie d'Aquitaine, 2010 et Réseau Onco Poitou Charentes, 2010). En outre, la recherche de la méthylation de MGMT est indiquée pour les glioblastomes (Réseau de cancérologie d'Aquitaine, 2010). Dans un but diagnostic ou prédictif, de l'immunohistochimie peut également être réalisée (Réseau de cancérologie d'Aquitaine, 2010 et Réseau Onco Poitou Charentes, 2010). Le compte-rendu histologique doit indiquer, en conclusion, un diagnostic (type de tumeur et grade) selon la dernière version de la classification de l'OMS et éventuellement selon la classification de l'hôpital Sainte-Anne (Réseau ONCOLOR & al, 2011).

La pratique de la chirurgie dépend de l'âge, de l'état général et de l'état clinique du patient, ainsi que de données fonctionnelles et anatomiques, et du type de tumeur présumé. L'exérèse de la tumeur doit être maximale en fonction des contraintes fonctionnelles (Réseau de cancérologie d'Aquitaine, 2010 ; Réseau ONCOLOR & al, 2011 et Réseau Onco Poitou Charentes, 2010). La chirurgie n'est pas indiquée pour les patients présentant un âge physiologique élevé, un mauvais état général/clinique, des facteurs de comorbidité et/ou des lésions multifocales ou situées dans des zones fonctionnelles (Réseau Onco Poitou Charentes, 2010). Dans ce cas, une biopsie, principalement stéréotaxique guidée par l'imagerie à crâne fermé, est alors proposée afin de réaliser des examens anatomo-pathologiques (Réseau ONCOLOR & al, 2011).

Avant la chirurgie, un bilan d'imagerie diagnostique est réalisé. L'IRM est la technique de référence et doit être réalisée dans les trois plans de l'espace avec et sans produit de contraste (Gadolinium) (Réseau de cancérologie d'Aquitaine, 2010 et Réseau Onco Poitou Charentes, 2010). D'autres techniques peuvent y être associées, comme une IRM fonctionnelle, de diffusion ou de perfusion ou une spectroscopie de résonnance magnétique nucléaire (Réseau Onco Poitou Charentes, 2010). L'acte chirurgical peut être assisté par diverses techniques, telles que la neuro-navigation ou la microscopie opératoire. Après le geste chirurgical, une IRM précoce, de protocole identique à l'IRM diagnostique, est réalisée dans les 48 heures afin de déterminer le volume tumoral résiduel (Réseau de cancérologie d'Aquitaine, 2010 et Réseau ONCOLOR & al, 2011).

b) *Radiothérapie*

La radiothérapie externe est le traitement de première intention (en complément de la chirurgie) des glioblastomes depuis de nombreuses années, car diverses études ont mis en évidence une augmentation significative de la survie (Réseau Onco Poitou Charentes, 2010). En effet, l'essai du Brain Tumor Cooperative Group, de 1978, révèle une médiane de survie de 14 semaines pour les patients ayant subi une chirurgie et un traitement symptomatique, alors que les patients ayant subi une chirurgie, puis une radiothérapie de l'encéphale entier à une dose totale de 50-60 grays, ont une médiane de survie de 36 semaines. Après analyse statistique, le gain de survie s'est avéré significatif. Par la suite, d'autres études ont confirmé cet impact positif de la radiothérapie, en complément de la chirurgie, sur la médiane de survie des patients atteints de glioblastomes (De Crevoisier & al, 1997).

Actuellement, la radiothérapie doit être proposée comme traitement de première intention des glioblastomes, sauf contre-indications. Elle doit être initiée dans un délai de quatre à six semaines après l'exérèse chirurgicale ou la biopsie. Une IRM est réalisée au moment du centrage de la radiothérapie afin de détecter une reprise tumorale post-chirurgicale précoce (Réseau ONCOLOR & al, 2011). La technique de radiothérapie utilisée est une radiothérapie conformationnelle en trois dimensions associée à un scanner dosimétrique (avec injection de produit de contraste), dont les images peuvent être fusionnées avec les imageries IRM préopératoires et préradiothérapeutiques. La délinéation des organes à risques (encéphale, tronc cérébral, chiasma, yeux, etc.) doit être réalisée et cela en fonction des zones irradiées, car il existe des contraintes de doses à respecter au niveau de ces organes. En outre, la détermination correcte des volumes cibles à irradier est essentielle au succès de la radiothérapie. La dose standard, pour les glioblastomes, est de 60 grays divisés en 30 fractions de 2 grays, à raison d'une fraction par jour cinq fois par semaine, soit un total de six semaines. Pour les patients âgés de plus de 70 ans, la dose totale peut être diminuée à 40 grays (Réseau de cancérologie d'Aquitaine, 2010 ; Réseau ONCOLOR & al, 2011 et Réseau Onco Poitou Charentes, 2010). Les principaux effets secondaires, pouvant intervenir pendant ou dans les six mois suivant la radiothérapie, sont un œdème et une hypertension intracrânienne et peuvent être traités, en cas d'apparition, par des médicaments spécifiques (Azria & al, 2006).

Le mécanisme d'action de la radiothérapie peut être divisée en trois principales phases : physique, chimique et cellulaire (figure 30).

La phase physique correspond aux interactions des radiations ionisantes avec les atomes des molécules cellulaires. Les interactions photons-matière induisent la production d'électrons d'ionisation. Les électrons, provenant de l'appareillage de radiothérapie ou des interactions photons-matière, interagissent avec d'autres électrons et avec les noyaux. Cette phase physique se produit dans les 10^{-15} à 10^{-16} secondes après l'irradiation (Azria & al, 2006).

Les réarrangements moléculaires (phase physique) induisent des réactions chimiques (phase chimique) qui provoquent des ruptures de liaisons covalentes au sein de molécules, produisant alors des radicaux libres. La molécule d'eau produit ainsi les radicaux hydrogènes et hydroxyles qui sont fortement réactifs. Les radicaux libres interagissent entre eux, mais également avec les molécules environnantes. Les principaux effets biologiques des radiations ionisantes proviennent des lésions à l'ADN (surtout des cassures double brin), résultant de l'effet des radicaux issus de la radiolyse de l'eau (effet indirect) et des interactions avec les électrons d'ionisation (effet direct). La phase chimique a lieu dans les 10^{-5} à 1 seconde après l'irradiation (Azria & al, 2006).

Les conséquences cellulaires (phase cellulaire) varient en fonction des capacités de réparation de l'ADN des cellules irradiées. D'une part, une cellule irradiée peut induire une réparation complète et poursuivre normalement sa vie cellulaire. D'autre part, la réparation de l'ADN peut être fautive, où certaines mutations (mutations dominantes) et en complément d'autres mutations survenant ultérieurement peuvent induire un phénomène de cancérisation. Enfin, l'incapacité de réparations satisfaisantes de l'ADN entraine la mort cellulaire, principalement une mort mitotique différée (arrêt de division de la cellule irradiée après une ou quelques mitoses). L'apoptose peut également être induite, mais cela nécessite un fonctionnement normal des gènes pro-apoptotiques (p53, etc.). En radiothérapie, le but recherché est la mort des cellules cancéreuses, tout en préservant au maximum les cellules saines (Azria & al, 2006). Ceci est principalement obtenu par la délimitation la plus précise possible de la tumeur, mais une délimitation exacte est impossible. De plus, le fractionnement de la radiothérapie est également important, car l'espacement de 24 heures entre les séances permet une réparation des lésions radio-induites des tissus à renouvellement lent. Ainsi, du fait d'une plus forte prolifération du tissu tumoral (à l'exception des cellules souches cancéreuses), celui-ci sera plus affecté par chaque fraction de radiations que les tissus sains (Balosso, 2002). En outre, il peut exister un effet différentiel au niveau cellulaire dans le cas de figure où les cellules saines ont des systèmes de réparation plus efficaces que ceux des cellules cancéreuses. Cependant, ce n'est pas toujours le cas, notamment pour les glioblastomes (Azria & al, 2006). La phase cellulaire, quant à elle, se produit dans les heures après l'irradiation et a pour conséquence des effets tissulaires précoces (pour les tissus proliférant rapidement, dont les tumeurs) dans les jours et semaines suivants (Azria & al, 2006).

Figure 30 : **Mécanisme d'action des radiations ionisantes et effets biologiques.**

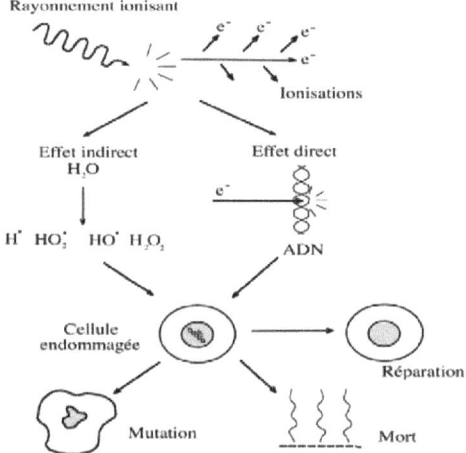

L'interaction des radiations ionisantes (photons et/ou électrons) avec les atomes de la matière provoque la formation d'électrons d'ionisation et de radicaux libres (principalement ceux issus de la radiolyse de l'eau) qui induisent des dommages à l'ADN, comme des cassures double brin. Les conséquences biologiques dépendent alors de la capacité de la cellule à réparer ces lésions à l'ADN : une réparation totale, des réparations fautives pouvant être à l'origine de mutations ou l'absence de réparation efficace entrainant la mort cellulaire.
Centre de radiothérapie Bayard. – Radiothérapie. Mode d'action (2010). [En ligne], URL : http://www.radiotherapie-lyon-macon.fr/lyon/radiotherapie-lyon.asp?idcat=1.

L'efficacité de la radiothérapie dépend de nombreux facteurs, comme le nombre de séances et la durée totale du traitement, mais également d'autres paramètres liés à la cellule ou à son environnement. La radiosensibilité (faible capacité de réparation des lésions radio-induites) ou la radiorésistance (forte capacité de réparation des lésions radio-induites) intrinsèque de la cellule a un impact important sur l'efficacité de la radiothérapie (Azria & al, 2006). Des études *in vitro* révèlent que 55 à 65% des cellules issues de glioblastomes survivent à une fraction de 2 grays de radiations ionisantes. Afin d'augmenter la mortalité de ces cellules, une dose de 75 à 80 grays, *in vivo*, serait alors nécessaire. Or l'administration d'une telle dose n'est pas possible à cause de la forte radiosensibilité du parenchyme cérébral. La faible radiosensibilité des glioblastomes dépend de nombreux facteurs, dont des systèmes de réparation de l'ADN, des altérations des voies de l'apoptose et du contrôle du cycle cellulaire. De plus, les glioblastomes sont des tumeurs présentant de fortes zones hypoxiques, dans lesquelles les cellules cancéreuses sont moins sensibles aux radiations ionisantes. Tout ceci permet d'expliquer, en partie, l'efficacité relative de la radiothérapie sur les glioblastomes (Benouaich-Amiel & al, 2005).

c) *Chimiothérapie*

Durant ces dernières décennies, de nombreuses études, comparant l'association radiothérapie et chimiothérapie par rapport à de la radiothérapie seule, ont été menées dans le cadre de la thérapie des glioblastomes. Or ces études, utilisant les nitroso-urées comme chimiothérapie, n'ont pas démontré de bénéfice significatif au niveau de la survie. En 2005, une étude (essai clinique de phase II) révèle un effet bénéfique de l'association de la radiothérapie avec une chimiothérapie au témozolomide (protocole de Stupp) par rapport à de la radiothérapie seule. Ainsi, une augmentation de la médiane de survie de 2,5 mois est observée entre les deux groupes de patients. Le taux de survie à deux ans est passé de 10,4 à 26% pour les patients soumis au protocole de Stupp. La médiane de survie sans progression de la maladie est de 6,9 et 5 mois, respectivement pour les patients soumis au protocole de Stupp et les patients soumis uniquement à de la radiothérapie. De plus, le risque de décès est diminué de 37% pour les patients soumis à la radio-chimiothérapie (Stupp & al, 2005). Par la suite, un essai clinique multicentrique randomisé de phase III a été réalisé pour comparer les effets de la radiothérapie seule par rapport au protocole de Stupp. Les résultats obtenus étaient identiques à ceux de l'essai de phase II. Dès lors, le protocole de Stupp est devenu le schéma de référence du traitement de première intention des glioblastomes (Benouaich-Amiel & al, 2005).

Le protocole de Stupp consiste en une radiothérapie (protocole décrit précédemment) et une chimiothérapie concomitante au témozolomide par voie orale à une dose de 75 $mg/m^2/jour$, sept jours par semaine. La chimiothérapie débute le même jour que la radiothérapie et se poursuit pendant toute la durée de la radiothérapie (42 jours). Le témozolomide est administré une heure avant la radiothérapie et à un intervalle de deux heures de la prise d'un repas. Après un arrêt de traitement d'une durée d'un mois, les patients reçoivent une chimiothérapie adjuvante au témozolomide à une dose de 150 milligrammes, pour le premier cycle, ou de 200 milligrammes, à partir du deuxième cycle, pendant 5 jours tous les 28 jours et cela durant un total de 6 cycles (Réseau de cancérologie d'Aquitaine, 2010 ; Réseau ONCOLOR & al, 2011 ; Réseau Onco Poitou Charentes, 2010 et Stupp & al, 2005).

Le témozolomide (Témodal®) est un agent anti-néoplasique, de type alkylant. Il s'agit d'une prodrogue, dont le métabolite actif MTIC provient de la conversion du témozolomide sous l'action de l'eau, à pH physiologique. L'action cytotoxique résulte de la méthylation de l'ADN, principalement de la guanine en position O^6. D'autres sites sont également méthylés (guanine en N^7 et adénine en O^3), mais leur rôle anti-tumoral est sujet à controverse (Friedman & al, 2000). La présence d'un alkyl sur la guanine conduit à un mésappariement (mis en place d'une thymine comme base complémentaire à la méthylguanine, au lieu d'une cytosine). Ce mésappariement active le système de réparation des mésappariements de l'ADN lors des réplications suivantes. En premier lieu, ce système de réparation excise la thymine du brin opposé au brin contenant la méthylguanine. Or ce système de réparation n'est pas en mesure de trouver la bonne base complémentaire et insert alors une base par défaut (souvent une thymine) en face de la méthylguanine, reformant ainsi un mésappariement. Le système de réparation des mésappariements est alors activé de manière répétitive, induisant un arrêt du cycle cellulaire en G2/M, puis l'apoptose (figure 31). Les mécanismes exacts entrainant l'apoptose ne sont pas encore bien établis. Cependant, les cellules, dont le cycle cellulaire est interrompu en G2/M, semblent être plus sensibles aux effets des radiations ionisantes (Benouaich-Amiel & al, 2005). Les cellules possèdent une enzyme, la MGMT, qui est capable d'enlever l'alkyl de la guanine et donc de diminuer l'effet du témozolomide. Cette enzyme est une enzyme dite suicide, car elle ne peut pas être régénérée après avoir fixé l'alkyl. Des doses répétées de témozolomide seraient alors capables de saturer les capacités de l'enzyme et d'induire une diminution de la concentration MGMT active. De plus, dans les cellules tumorales, l'expression de la MGMT est souvent diminuée par méthylation du promoteur de son gène. Cette diminution d'activité de cette enzyme favorise alors l'activité cytotoxique du témozolomide (Benouaich-Amiel & al, 2005 et Friedman & al, 2000).

Figure 31 : **Mécanisme d'action du témozolomide.**

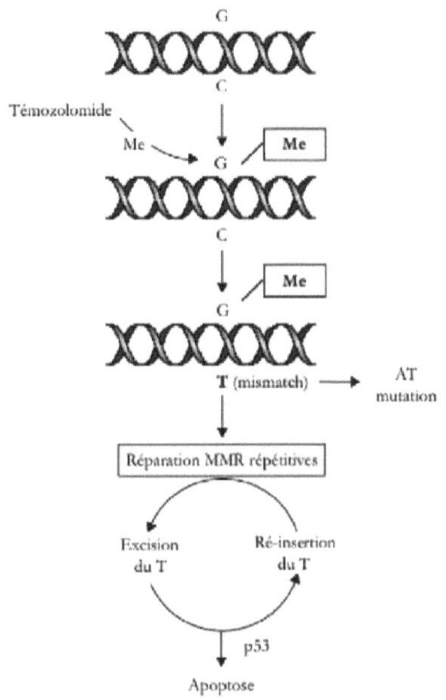

Après conversion du témozolomide en sa forme active, ce composé induit l'alkylation principalement des guanines de l'ADN. La méthylguanine induit la formation d'un mésappariement (méthylguanine avec une thymine). Lors des réplications ultérieures, le système de réparation des mésappariements (MMR) est activé de façon répétitive, car il n'est pas en mesure d'insérer la bonne base complémentaire en face de la méthylguanine. Le cycle cellulaire est interrompu en G2/M, puis l'apoptose est induite.
Benouaich-Amiel & al. – Chimioradiothérapie concommitante des glioblastomes (2005). Bulletin du cancer.

La chimiothérapie au témozolomide a prouvé son efficacité dans le traitement des glioblastomes, cependant des résistances à cet agent cytotoxique existent. Tout d'abord, l'enzyme MGMT participe à la résistance au témozolomide, car son action a pour but de contrer l'ajout d'alkyl sur les guanines. Ensuite, des mutations dans l'une des protéines formant le complexe qui interagit et répare l'ADN dans le système de réparation des mésappariements rendent ce système de réparation déficient. Ainsi, les méthylguanines ne sont plus reconnues et réparées et les réplications cellulaires se poursuivent, sans que la présence des méthylguanines induise l'arrêt du cycle cellulaire et l'apoptose. Les cellules deviennent alors tolérantes à la méthylation. En outre, des études suggèrent un rôle du système de réparation de l'ADN par excision de bases dans la résistance aux agents alkylants, car une inhibition de ce système de réparation augmente l'activité cytotoxique des agents alkylants. Enfin, certains travaux suggèrent une influence de la réparation de la N^7-méthylguanine et de la 0^3-méthyladénine, mais cela reste à confirmer (Friedman & al, 2000).

d) *Traitements médicamenteux de support*

Parallèlement aux traitements anticancéreux (chirurgie, radiothérapie et chimiothérapie), il peut s'avérer nécessaire d'administrer au patient des traitements médicamenteux de support pour traiter des symptômes et/ou complications de la maladie et/ou des traitements anticancéreux. Ces traitements de support sont à prescrire en fonction des besoins, pendant la période allant du diagnostic aux soins palliatifs (Réseau de cancérologie d'Aquitaine, 2010).

Traitements anti-œdémateux

Un syndrome d'hypertension intracrânienne est un symptôme clinique des glioblastomes, résultant de l'expansion de la tumeur et de la réaction œdémateuse (Riffaud, 2008). Des œdèmes et une hypertension intracrânienne peuvent également se développer suite à la radiothérapie (Azria & al, 2006). Un traitement anti-œdémateux doit être initié lors de la présence d'une symptomatologie clinique ou radiologique d'œdème cérébral (Réseau de cancérologie d'Aquitaine, 2010).

Le traitement préférentiel des oedèmes est réalisé par corticoïdes, principalement la prednisolone (per os) ou la méthylprednisolone (intraveineux) (Réseau de cancérologie d'Aquitaine, 2010). Du fait d'effets secondaires nombreux et parfois graves, la dose minimale de corticoïdes doit être recherchée et réévaluée au cours du traitement. L'administration de la corticothérapie doit être la plus courte possible, cependant l'arrêt peut induire un syndrome de sevrage pouvant faire penser à une reprise évolutive de la tumeur (Réseau ONCOLOR & al, 2011). Il est donc nécessaire de prendre en compte les variations du traitement aux corticoïdes lors de l'évaluation clinique et radiologique de la tumeur (Réseau de cancérologie d'Aquitaine, 2010 et Réseau Onco Poitou Charentes, 2010).

En remplacement des corticoïdes, un traitement anti-œdémateux par agent diurétique est possible. La mannitol (diurétique osmotique par voie intraveineuse) est utilisé principalement dans des situations d'urgence ou lors d'une impossibilité d'utilisation de la voie orale (Réseau de cancérologie d'Aquitaine, 2010). Du fait des effets secondaires importants, son utilisation doit être minimale (Réseau de cancérologie d'Aquitaine, 2010). Des diurétiques non osmotiques (furosémide et acétazolamide) sont utilisés s'il y a échec des diurétiques osmotiques seuls. Ils sont administrés en association avec les diurétiques osmotiques, car ils augmenteraient et prolongeraient leur effet (Réseau de cancérologie d'Aquitaine, 2010 et Réseau ONCOLOR & al, 2011).

Traitements antiépileptiques

Les crises épileptiques (focales ou générales) sont un autre symptôme clinique possible des glioblastomes (Riffaud, 2008). Un traitement antiépileptique doit être initié en péri-opératoire et poursuivi en postopératoire uniquement chez les patients ayant des antécédents de crises d'épilepsies. En première intention, une monothérapie à dose minimale efficace est mise en place afin de limiter au maximum les effets indésirables et de maximiser l'observance (Réseau de cancérologie d'Aquitaine, 2010 et Réseau Onco Poitou Charentes, 2010).

Le choix de la molécule antiépileptique est libre, car il n'existe pas de données spécifiques des traitements antiépileptiques dans le cadre des glioblastomes. Il est toute fois recommandé de choisir la molécule en fonction de son profil de tolérance et des interactions médicamenteuses possibles, notamment avec la chimiothérapie et la radiothérapie (Réseau de cancérologie d'Aquitaine, 2010 et Réseau Onco Poitou Charentes, 2010). Les principaux antiépileptiques utilisés en neuro-oncologie sont la phénytoine, la carbamazépine, les benzodiazépines, le valproate de sodium, la lamotrigine, l'oxcarbamazépine, le topiramate, la gabapentine, le lévétiracétam et la pregabaline (Réseau de cancérologie d'Aquitaine, 2010).

Traitements anticoagulants

La thrombose veineuse profonde est une complication fréquente des glioblastomes. La majorité des thromboses veineuses profondes se déclarent dans les six semaines après la chirurgie et touchent principalement les membres inférieurs. La surveillance, la prévention et le traitement des ces thromboses veineuses profondes sont impératifs, surtout afin d'éviter l'embolie pulmonaire (Réseau de cancérologie d'Aquitaine, 2010 ; Réseau ONCOLOR & al, 2011 et Réseau Onco Poitou Charentes, 2010).

En prévention des complications thromboemboliques péri-opératoires, il est recommandé d'utiliser des héparines de bas poids moléculaire et des bas de contention. Le traitement des thromboses veineuses profondes est réalisé par les héparines (fractionnées ou non ou de bas poids moléculaire) ou par des anticoagulants oraux, sans augmentation du risque hémorragique (Réseau de cancérologie d'Aquitaine, 2010 ; Réseau ONCOLOR & al, 2011 et Réseau Onco Poitou Charentes, 2010).

Traitements préventifs des infections opportunistes

La chimiothérapie au témozolomide induit une lymphopénie, principalement des lymphocytes CD4. Le patient présente alors un déficit immunitaire qui peut favoriser l'apparition d'infections opportunistes. Un traitement par corticoïdes ou d'autres facteurs peuvent augmenter ce déficit immunitaire. Il est alors recommandé de réaliser une prévention de la pneumocystose et des infections herpétiques (Réseau de cancérologie d'Aquitaine, 2010).

La prévention des infections herpétiques se fait, tout d'abord, par une sérologie herpes virus simplex et herpes-varicelle-zona avant le traitement chimiothérapique. Si l'une des sérologies est positive et que les lymphocytes CD4 sont inférieurs à 200/mm^3 ou que les lymphocytes totaux sont inférieurs au seuil défini, un traitement préventif par valaciclovir ou aciclovir est mis en place (Réseau de cancérologie d'Aquitaine, 2010).

La prévention de la pneumocystose est réalisée lors de l'administration du témozolomide en concomitance avec la radiothérapie ou lorsque le taux de lymphocytes total est inférieur au seuil prédéfini. Les agents anti-infectieux utilisables sont le cotrimoxazole (sulfaméthoxazole/triméthoprime) (per os) et le pentamidine (aérosol). Le pentamidine est à privilégier en prophylaxie afin d'éviter le cumul de toxicité hématologique entre le témozolomide et le cotrimoxazole. Cependant, lors d'une infection avérée, le cotrimoxazole doit être employé (Réseau de cancérologie d'Aquitaine, 2010).

Traitements antalgiques

Un traitement antalgique doit être initié en cas de besoin (hypertension intracrânienne, douleurs liées aux rétractations associées aux déficits permanents, méningite gliomateuse) et adapté en fonction de la nature et de l'intensité de la douleur. Les antalgiques de classes 1, 2 et 3, des antiépileptiques (benzodiazépines et famille de la gabapentine), des antidépresseurs et des antispastiques (dandrolène et liorésal) sont utilisables (Réseau de cancérologie d'Aquitaine, 2010 et Réseau Onco Poitou Charentes, 2010).

Traitements des affections hématologiques

Une neutropénie, une thrombocytopénie et une leucopénie sont des effets indésirables fréquents du témozolomide en monothérapie et en association à de la radiothérapie. L'anémie et la lymphopénie sont des effets indésirables, respectivement, peu fréquents et fréquents, lorsque le témozolomide est en association avec la radiothérapie, mais ils sont, respectivement, fréquents et peu fréquents, lorsque le témozolomide est administré en monothérapie (Vidal, 2009). Un traitement par facteurs de croissance leucocytaire (filgrastin et pegfilgrastin) et érythrocytaire (époétine) et une transfusion plaquettaire sont réalisés en cas de nécessité (Réseau de cancérologie d'Aquitaine, 2010).

Traitements antiémétiques

Les nausées et les vomissements sont des effets indésirables très fréquents du témozolomide (Vidal, 2009). Un antiémétique est administré 20 à 30 minutes avant le témozolomide (Réseau de cancérologie d'Aquitaine, 2010). En début de radio-chimiothérapie, un traitement par sétrons peut s'avérer nécessaire. Un relais par la dompéridone ou le métoclopramide peut être mis en place afin d'éviter les céphalées et la constipation liés aux sétrons (Réseau ONCOLOR & al, 2011).

2. Traitements de la progression et de la récidive tumorale

Il n'existe pas de standard pour le traitement de la progression ou de la récidive des glioblastomes. La stratégie thérapeutique à mettre en place doit être discutée lors d'une réunion de concertation pluridisciplinaire et doit être adaptée à chaque patient (Réseau de cancérologie d'Aquitaine, 2010 ; Réseau ONCOLOR & al, 2011 et Réseau Onco Poitou Charentes, 2010). Actuellement, cinq options thérapeutiques sont possibles, mais les patients peuvent également être inclus dans un essai clinique (Réseau Onco Poitou Charentes, 2010).

Reprise chirurgicale

Si la tumeur est située en zone non fonctionnelle et si l'état du patient le permet, une nouvelle résection chirurgicale de la tumeur est envisageable (Réseau ONCOLOR & al, 2011 et Réseau Onco Poitou Charentes, 2010).

Radiothérapie

Une ré-irradiation peut être envisagée, mais elle doit tenir compte des doses précédemment administrées et du délai entre les radiothérapies (Réseau ONCOLOR

& al, 2011). Les techniques possibles sont une radiothérapie en conditions stéréotaxiques ou une curiethérapie (Réseau Onco Poitou Charentes, 2010).

Chimiothérapie locale

Une chimiothérapie locale peut être envisagée dans le cas d'une deuxième intervention chirurgicale avec résection optimale (totale ou quasi-totale). Cette chimiothérapie est réalisée grâce à des implants (pastilles en polymère dégradable) imprégnés de carmustine (Gliadel®) disposés dans la cavité d'exérèse (Réseau de cancérologie d'Aquitaine, 2010 ; Réseau ONCOLOR & al, 2011). La carmustine est un agent alkylant, du groupe des nitroso-urées, dont le métabolite actif induit principalement l'alkylation de l'ADN (N^7 et O^6 de la guanine) et de l'ARN, résultant en l'inhibition de la réplication et la transcription de l'ADN (Vidal, 2009). Les implants de carmustine possèdent une autorisation de mise sur le marché en première intention et en récidive, cependant il n'existe aucune donnée (études randomisées) montrant l'apport de ces implants par rapport au protocole de Stupp. Ces implants peuvent induire des complications (œdèmes peu sensibles aux corticoïdes, méningite, fuite de liquide céphalorachidien, crises convulsives, etc.) pouvant altérer la qualité de vie du patient (Réseau ONCOLOR & al, 2011).

Chimiothérapie systémique

Une chimiothérapie systémique est proposée en traitement de deuxième intention, si le patient n'est pas éligible pour un essai clinique et si son état général et neurologique le permettent (Réseau ONCOLOR & al, 2011).

Une monothérapie par témozolomide est envisageable à une dose de 150-200 mg/m^2/jour, pendant cinq jours toutes les quatre semaines (Réseau de cancérologie d'Aquitaine, 2010 ; Réseau ONCOLOR & al, 2011 et Réseau Onco Poitou Charentes, 2010). La survie sans progression à 6 mois est de 21% (Vidal, 2009).

Une monothérapie par lomustine (agent alkylant, nitroso-urées) est possible à raison d'une prise orale de 130 mg/m^2 toutes les 6 semaines. Le taux de réponse à la lomustine est d'environ de 15%, mais le taux de survie à 6 mois n'a pas été évaluée

(Réseau ONCOLOR & al, 2011).

La carmustine peut être envisagée en monothérapie, selon un schéma d'administration de 170 mg/m^2 en perfusion intraveineuse sur une heure, toutes les six semaines (Réseau de cancérologie d'Aquitaine). La réponse et la survie sont identiques à celles de la lomustine (Réseau ONCOLOR & al, 2011).

La fotemustine (agent alkylant, nitroso-urées) peut également être utilisée. Elle est administrée, en intraveineuse, à raison de 100 mg/m^2, les jours 1, 7 et 14, suivi d'un arrêt pendant 4 à 5 semaines, puis d'une reprise du traitement à 100 mg/m^2 toutes les 3 semaines. Un autre schéma est proposé (hors autorisation de mise sur le marché), qui consiste en une administration de 80 mg/m^2 toutes les deux semaines et cela cinq fois, puis une administration toutes les quatre semaines. Ce schéma semble être plus efficace (61% de survie à 6 mois au lieu de 20%) et induit moins de thrombopénie que le schéma d'administration officiel (Réseau ONCOLOR & al, 2011).

Une association de carboplatine (apparenté aux agents alkylants : inhibition de la réplication de l'ADN) et d'étoposide (inhibiteur de l'ADN topoïsomérase II : inhibition de la synthèse d'ADN) peut être envisagée et présente un taux de réponse de 20 à 30% pour la récidive des glioblastomes, cependant l'impact sur la survie globale et sans progression est faible (Réseau ONCOLOR & al, 2011).

L'association procarbazine (agent alkylant autre : inhibition de la réplication de l'ADN), lomustine et vincristine (inhibiteur de la polymérisation des microtubules : inhibition de la mitose) peut être proposée, cependant son utilisation pour le traitement des glioblastomes récidivants est nettement en baisse, car il s'agit d'un schéma complexe et son apport sur la survie, par rapport aux nitroso-urées en monothérapie, n'a pas été démontré. Pour un cycle toutes les 8 semaines, la procabazine est administrée à une dose de 60 mg/m^2/jour, per os, des jours 8 à 21, la lomustine à une dose de 110 mg/m^2, per os, le jour 1 et la vincristine à une dose de 1,4 mg/m^2/jour, les jours 8 et 29 (Réseau de cancérologie d'Aquitaine, 2010 ; Réseau ONCOLOR & al, 2011 et Réseau Onco Poitou Charentes, 2010).

Le bévacizumab (Avastin®) est un anticorps monoclonal humanisé anti-

VEGF, qui diminue la formation de vaisseaux sanguins aberrants et inhibe la maturation des progéniteurs endothéliaux (Nduom & al, 2012). Cependant, il n'inhibe pas la différenciation des GSCs en cellules endothéliales qui n'expriment alors que faiblement le récepteur VEGFR, expliquant, en partie, les résistances au bevacizumab (Florio & al, 2012 et Nduom & al, 2012). Le bevacizumab est administré, en intraveineuse, à 10mg/kg pendant une durée de 90 minutes, tous les 15 jours. Le taux de réponse et de survie sans progression à 6 mois sont, respectivement, de 50% et 40% dans le cadre de glioblastomes récidivants après radio-chimiothérapie. Il a obtenu son autorisation de mise sur le marché aux Etats-Unis en 2009, mais pas en Europe (Réseau ONCOLOR & al, 2011). L'utilisation de bévacizumab est proposée en cas d'absence d'alternative thérapeutique et sur la base de données scientifiques (travaux, publications) et elle est discutée lors d'une réunion de concertation pluridisciplinaire (Réseau de cancérologie d'Aquitaine, 2010).

Soins palliatifs

Lorsque les différentes options thérapeutiques précédentes et que l'inclusion dans un essai clinique est impossible, le patient doit faire l'objet de soins palliatifs (pas de traitement anticancéreux spécifique) (Réseau de cancérologie d'Aquitaine, 2010 ; Réseau ONCOLOR & al, 2011 et Réseau Onco Poitou Charentes, 2010).

3. Conclusion

Actuellement, en première intention, le schéma thérapeutique standard des glioblastomes se compose d'une exérèse chirurgicale la plus large possible, suivie d'une radiothérapie et d'une chimiothérapie concomitante au témozolomide, puis d'une chimiothérapie adjuvante au témozolomide (protocole de Stupp). Cependant tous les patients ne peuvent pas être soumis au protocole standard. Les patients suivent alors un schéma thérapeutique optionnel (chimiothérapie locale, chimiothérapie suivie de radiothérapie (non concomitant) ou inversement, chimiothérapie ou radiothérapie seule). En outre, il n'existe pas de schéma standard pour le traitement de la progression et de la récidive des glioblastomes. Plusieurs options sont alors possibles et le choix du traitement se fait au cas par cas. En plus du traitement anticancéreux à proprement dit, il s'avère souvent nécessaire d'administrer des traitements complémentaires (Réseau de cancérologie d'Aquitaine, 2010 ; Réseau ONCOLOR & al, 2011 et Réseau Onco Poitou Charentes, 2010).

Malgré les progrès réalisés ces dernières années dans le traitement des glioblastomes, aucune stratégie thérapeutique n'est actuellement curative et le décès du patient intervient, en moyenne, dans les 12 à 18 mois (Riffaud, 2008). Ceci peut, tout d'abord, s'expliquer par le caractère très infiltrant et diffus des glioblastomes, rendant une exérèse chirurgicale totale impossible et une récidive postopératoire certaine. De plus, ces tumeurs présentent un haut niveau de radiorésistance et chimiorésistance, limitant ainsi fortement l'impact de la radiothérapie et de la chimiothérapie (Benouaich-Amiel & al, 2005). Les recherches de nouveaux traitements s'avèrent donc indispensables et elles se sont, notamment, concentrées sur des thérapies ciblées, qui ont été développés suite à l'augmentation de la connaissance au niveau moléculaire des glioblastomes, et sur les associations thérapeutiques.

B. Thérapies en essais cliniques

Actuellement, il y a environ 650 essais cliniques pour le traitement des glioblastomes. Ces essais sont répartis à hauteur de 39%, 55% et 6% dans les phases cliniques I, II et III, respectivement (figure 32, a). Ces traitements forment trois catégories de traitements : les traitements non spécifiques, les thérapies ciblées et les nouvelles thérapies (immunothérapie, thérapie génique). Sur l'ensemble des phases cliniques, les traitements non spécifiques, les thérapies ciblées et les nouvelles thérapies représentent, respectivement, 48%, 37%, 15% des essais cliniques (figure 32, b). La répartition des trois catégories de traitements varie selon les phases cliniques avec une forte diminution au cours du temps (phase III vers la phase I) du pourcentage d'essais cliniques pour les traitements non spécifiques, alors qu'il y a une forte augmentation pour les thérapies ciblées (entre les phases III et II) et que le plus haut pourcentage des essais avec les nouvelles thérapies est réalisé en phase I (figure 33). En outre, sur l'ensemble des phases, 52% des essais cliniques sont réalisés avec des associations thérapeutiques (toutes catégories de traitements confondues) et ce pourcentage est presque identique pour chaque phase (U.S. National Institutes of Health, 2013).

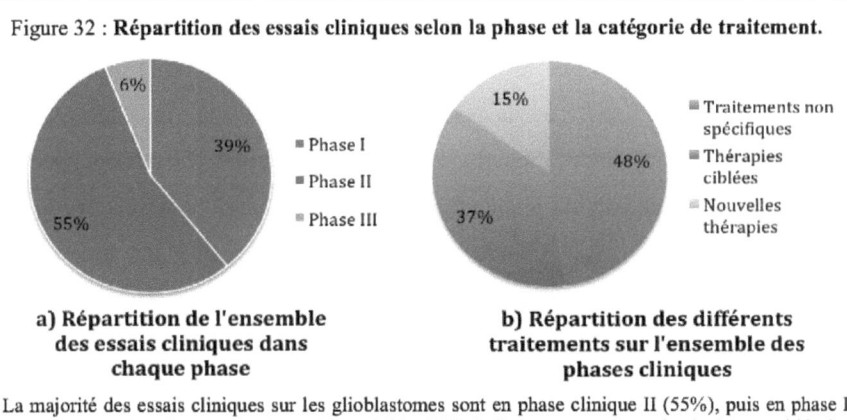

Figure 32 : **Répartition des essais cliniques selon la phase et la catégorie de traitement.**

a) **Répartition de l'ensemble des essais cliniques dans chaque phase**

b) **Répartition des différents traitements sur l'ensemble des phases cliniques**

a) La majorité des essais cliniques sur les glioblastomes sont en phase clinique II (55%), puis en phase I (39%). Le nombre d'essais en phase III est faible (6%), indiquant un manque de résultats positifs des traitements en phase II, dont les essais ne sont alors pas poursuivis en phase III.
b) Toutes phases confondues, les traitements non spécifiques représentent environ la moitié des essais cliniques (48%) et sont suivis des thérapies ciblées (37%) et des nouvelles thérapies (15%).
U.S. National Institutes of Health. – Glioblastoma clinical trials (2013). [En ligne], URL : http://www.clinicaltrials.gov/, consulté le 25/04/2013.

Figure 33 : **Répartition des diverses catégories de traitements des glioblastomes dans les différentes phases cliniques.**

a) **Phase I** b) **Phase II** c) **Phase III**

Les traitements non spécifiques sont majoritaires en phase III, mais ensuite leur proportion diminue vers 40% en phases II et I. Les thérapies ciblées, quant à elles, ne représentent que 20% des essais en phase III, alors que ce pourcentage est doublé en phases II et I. Enfin, les nouvelles thérapies sont toujours minoritaires, quelque soit la phase clinique, mais leur pourcentage le plus élevé est obtenu en phase I.
U.S. National Institut of Health. – Glioblastoma clinical trials (2013). [En ligne], URL : http://www.clinicaltrials.gov/, consulté le 25/04/2013.

1. Thérapies non spécifiques

Les thérapies ou traitements non spécifiques ne ciblent pas particulièrement les cellules cancéreuses de glioblastomes ou les voies métaboliques ou cellulaires caractéristiques de ces tumeurs. Ces traitements peuvent, par exemple, cibler les cellules en forte prolifération, comme les cellules cancéreuses en général (U.S. National Institutes of Health, 2013).

Les principaux traitements non spécifiques des glioblastomes en essai clinique sont la radiothérapie et des molécules ciblant l'ADN. La classe de médicaments majoritaire ciblant l'ADN est la classe des agents alkylants, incluant les amides-imidazoles (témozolomide, procarbazine), les nitroso-urées (carmustine, lomustine, semustine) et les dérivés du platine (carboplatine). D'autres classes de médicaments sont également en essai clinique, comme des inhibiteurs de topoïsomérases (irinotécan, topotécan), des anti-métaboliques (méthotréxate, capécitabine), des stabilisants du fuseau mitotique (docétaxel) et des inhibiteurs de la réplication et/ou de la transcription de l'ADN (hydroxyurée, chloroquine) (U.S. National Institutes of Health, 2013).

La majorité de ces traitements non spécifiques ont déjà fait l'objet d'essais cliniques et, certains d'entre eux, sont des traitements de première ou deuxième intention des glioblastomes. Ils servent donc de référence pour évaluer l'efficacité de nouveaux traitements. Actuellement, ils peuvent être en essai clinique pour des variations des schémas de traitements actuels, telles que des modifications de la radiothérapie (radiothérapie stéréotaxique, hypofractionnement (moins de fractions avec augmentation de la dose par fraction)) ou des variations posologiques des chimiothérapies (dose intensive, métronomique, etc.). Ils peuvent également être évalués dans des conditions spécifiques, c'est à dire dans le cadre d'un type de glioblastome (primaire, secondaire, récidivant, tumeur non opérable ou selon la localisation encéphalique) ou d'un groupe de patients spécifiques (enfants, personnes âgées, patients résistants au témozolomide, etc.). Cependant, ils ont déjà montré leurs limites en monothérapie (résistance, échappement au traitement, etc.). C'est pour cela qu'environ 55% de ces traitements non spécifiques sont évalués en essai clinique lors de polythérapies afin d'essayer d'augmenter l'efficacité du traitement anticancéreux. Ils peuvent alors être associés à d'autres traitements non spécifiques, à des thérapies ciblées ou à de nouveaux types de traitements (immunothérapie) (U.S. National Institutes of Health, 2013).

2. Thérapies ciblées

Les thérapies ciblées sont dirigées contre une cible thérapeutique précise, comme des protéines. Le choix de ces thérapies a été réalisé à partir des connaissances acquises sur les voies de signalisation impliquées dans la gliomagenèse.

Actuellement, les récepteurs de facteurs de croissance ou récepteurs tyrosine kinase (EGFR, PDGFR, VEGFR, etc.) et leurs ligands (VEGF) sont les principales cibles testées en essais cliniques. Les molécules ciblant ces récepteurs ou ligands sont de deux types : de petites molécules inhibitrices de l'activité tyrosine kinase et des anticorps monoclonaux. Les inhibiteurs de tyrosine kinase sont de petites molécules, qui interfèrent avec le site de liaison de l'ATP ou des ligands des récepteurs (inhibition de l'activité catalytique) ou inhibent la dimérisation de ces récepteurs. Plusieurs inhibiteurs de tyrosine kinase ciblant l'EGFR (gefitinib, erlotinib), le PDGFR (imatinib) et le VEGFR (vatalanib) sont en étude dans des essais cliniques. Les anticorps monoclonaux exercent leur activité en neutralisant directement le ligand, en inhibant la liaison du ligand au récepteur ou en inhibant l'internalisation du récepteur. Ainsi, le signal transmis par l'activation des récepteurs tyrosine kinase est inhibé. Les principaux anticorps monoclonaux actuellement testés sont le bevacizumab (VEGF) et le cetuximab (EGFR) (figure 34) (U.S. National Institutes of Health, 2013).

Figure 34 : **Principales voies de signalisation des glioblastomes et thérapies ciblées.**

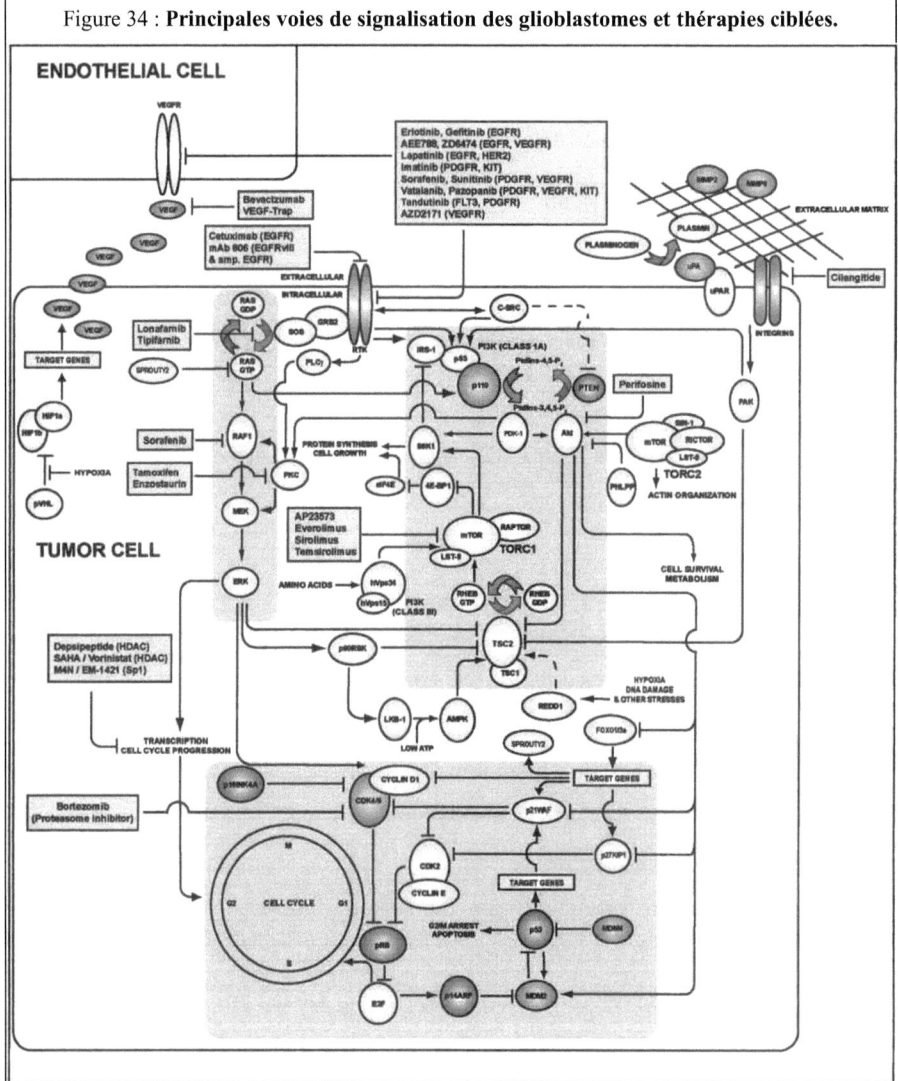

Les principales voies de signalisation altérées dans les glioblastomes sont les voies des RTK (PI3K/Akt et Ras/Raf), les voies de RB et p53. Actuellement, les thérapies ciblées sont principalement dirigées contre les récepteurs kinases et leurs voies de signalisation. D'autres cibles sont également possibles, comme les histones désacétylases, le protéasome, les farnésyl transférases et les intégrines.
Furnari & al. - Malignant astrocytic glioma: genetics, biology, and paths to treatment (2007). Genes & Development.

La deuxième cible, la plus étudiée en essais cliniques, est la voie de signalisation PI3K/Akt/mTOR, avec des inhibiteurs de mTOR (sirolimus, everolimus, temsirolimus, ridaforolimus), de Akt (perifosine), de PI3K ou de PIP3. Des molécules dirigées contre d'autres cibles sont également en étude, comme des inhibiteurs de Raf (sorafenib), d'intégrines (cilengitide), d'histones désacétylases (vorinostat), de protéines kinases C (enzastaurin), de farnésyl transférase (lonafarnib), de protéasome (bortezomib) et un inhibiteur de gamma-sécrétase (inhibiteur de la voie de signalisation NOTCH) (figure 34) (U.S. National Institutes of Health, 2013).

La majorité de ces molécules n'ont pas montré de bénéfice significatif sur la survie des patients, en monothérapie (Yamanaka & al, 2009). Les inhibiteurs de l'EGFR ou du PDGFR ont une action limitée, car il a été observé que plusieurs récepteurs tyrosine kinase sont activés dans les glioblastomes. Ainsi, l'inhibition d'un unique récepteur tyrosine kinase est compensée par l'activité d'autres récepteurs tyrosine kinase (Bartek & al, 2012 et Yamanaka & al, 2009). Les glioblastomes semblent donc être dépendants des voies de signalisation des récepteurs de tyrosine kinase, car ils élaborent rapidement des mécanismes de compensation afin de maintenir la transduction du signal par ces voies. Ainsi, l'efficacité des thérapies ciblées semble être dépendante du phénomène d'addiction aux oncogènes et des résistances acquises par les cellules tumorales (Masui & al, 2012). En outre, de nombreuses voies de signalisation différentes sont altérées dans les glioblastomes et la présence d'interconnexions entre ces voies permet de compenser des inhibitions très ciblées. Le ciblage unique d'un récepteur ou d'une protéine est donc insuffisant pour inhiber efficacement l'activité des voies de signalisation importantes pour la gliomagenèse (Yamanaka & al, 2009).

Afin de palier au manque d'efficacité des molécules, dont l'action est dirigée contre une cible unique, deux stratégies ont été développées. D'une part, des molécules dirigées contre plusieurs cibles ont été développées, comme le sunitinib (inhibiteur de VEGFR-2, PDGFR, c-KIT et FMS-like tyrosine kinase-3), le sorafenib (inhibiteur de VEGFR-2, VEGFR-3, PDGFR-β, FMS-like tyrosine kinase-3 et c-

KIT) et le dasatinib (inhibiteur de Src et des kinases Abl) (figure 34). D'autre part, les thérapies ciblées, non efficaces en monothérapie, ont alors été testées lors d'associations thérapeutiques avec des traitements non spécifiques ou avec d'autres thérapies ciblées (Yamanaka & al, 2009). Ainsi, actuellement, environ 70% des thérapies ciblées sont testées en association thérapeutique en phase clinique I et environ 50% en phase clinique II, afin d'augmenter l'efficacité et de limiter les résistances des différents traitements en monothérapie (U.S. National Institutes of Health, 2013).

3. Nouvelles thérapies

Parallèlement aux traitements non spécifiques et ciblés, deux autres types de traitement des glioblastomes sont en évaluation clinique : l'immunothérapie et la thérapie génique. Sur l'ensemble des phases cliniques, 74% des essais cliniques de nouvelles thérapies concernent l'immunothérapie et 26% la thérapie génique (U.S. National Institutes of Health, 2013).

Immunothérapie

Il existe trois approches d'immunothérapie : l'immunothérapie aspécifique, l'immunothérapie passive et l'immunothérapie active (Rallli, 2008).

L'immunothérapie aspécifique consiste en une stimulation du système immunitaire non spécifiquement contre la tumeur (Rallli, 2008). Cette stimulation non spécifique est réalisée par des cytokines simples (interleukine 2) ou conjuguées (interleukine 13 conjuguée à une exotoxine tronquée et mutée de *Pseudomonas aeruginosa* : IL13-PE38QQR) (U.S. National Institutes of Health, 2013).

L'immunothérapie passive consiste en l'injection, au patient, d'éléments du système immunitaire dirigés spécifiquement contre la tumeur (Rallli, 2008). Deux approches d'immunothérapie passive existent. La première approche consiste en l'injection directe d'anticorps monoclonaux, comme le bevacizumab (voir partie précédente sur les thérapies ciblées) (Thomas & al, 2012). La deuxième approche est un traitement avec des cellules immunitaires activées *in vitro* (lymphocytes T activés ou lymphocytes T cytotoxiques), puis administrées au patient par injection systémique, dans la tumeur ou dans la cavité de résection (Thomas & al, 2012 et Vauleon & al, 2010).

L'immunothérapie active (ou vaccination thérapeutique) consiste en une stimulation du système immunitaire spécifiquement dirigée contre la tumeur (Rallli, 2008). Elle peut être réalisée grâce à des peptides ou à des cellules. Les peptides utilisés sont des antigènes tumoraux ou associés aux tumeurs (peptide de l'EGFRvIII couplé à la protéine keyhole limpet hemocianin : PEP-3-KLH) qui se lient au complexe majeur d'histocompatibilité de type I et induisent alors l'activation des lymphocytes T cytotoxiques (Thomas & al, 2012). L'approche vaccinale cellulaire consiste en l'injection, au patient, de cellules présentatrices d'antigènes (principalement des cellules dendritiques) préalablement activées par des antigènes tumoraux (Thomas & al, 2012 et Vauleon & al, 2010).

La majorité des essais cliniques utilisant l'immunothérapie dans le cadre des glioblastomes n'ont montré, jusqu'à présent, que de rares bénéfices sur la survie des patients, malgré la présence d'une réponse immunitaire mesurable (Thomas & al, 2012). Cependant, les différents essais cliniques (principalement de phases I et II) révèlent que l'immunothérapie est bien tolérée avec de faibles apparitions d'effets secondaires majeurs, comme les œdèmes cérébraux (Vauleon & al, 2010). Le manque d'efficacité de l'immunothérapie peut, en partie, résulter du fait que, dans le système nerveux central, l'entrée des cellules immunitaires est très sélective, à cause de la barrière hémato-encéphalique (faible concentration de lymphocytes T circulants), de l'absence de vaisseaux lymphatiques conventionnels et d'une faible expression des molécules d'histocompatibilité. De plus, les patients atteints de glioblastomes présentent une relative immunosuppression (réponse immunitaire adaptative déficiente) résultant de la sécrétion de facteurs immunosuppressifs par le microenvironnement tumoral (Thomas & al, 2012 et Vauleon & al, 2010). En outre, l'interprétation et la comparaison des essais cliniques s'avèrent très compliquées en raison du faible nombre de patients recrutés et de fortes variations dans les protocoles, les approches thérapeutiques, les critères d'éligibilité des patients et les techniques de mesure des critères d'efficacité clinique. Malgré les limites actuellement rencontrées, l'immunothérapie reste une approche thérapeutique encourageante et prometteuse dans le traitement des glioblastomes, notamment grâce à sa faible toxicité, à la présence d'une réponse immunitaire spécifique de la tumeur et au potentiel d'amélioration de l'immunothérapie (augmentation des capacités de présentation de l'antigène, diminution de l'immunosuppression naturelle des patients, etc.) (Thomas & al, 2012).

Thérapie génique

En cancérologie, la thérapie génique a pour but de transférer sélectivement du matériel génétique dans les cellules tumorales à des fins thérapeutiques (induction de la mort cellulaire ou stimulation du système immunitaire contre la tumeur). Les vecteurs les plus couramment utilisés sont les virus, cependant d'autres types de vecteurs peuvent être employés. Ceux-ci peuvent être des cellules souches neurales ou des liposomes (Tobias & al, 2013).

La thérapie génique virale utilise des virus réplicatifs (virus oncolytiques) et non-réplicatifs. Pour la thérapie génique virale à virus non-réplicatifs, les virus les plus étudiés sont les adénovirus et les virus rétroviraux qui sont utilisés comme vecteurs afin de délivrer des gènes thérapeutiques dans les cellules cancéreuses. La principale méthode utilisée est une thérapie par gène suicide, où le vecteur viral exprime les gènes codant pour une enzyme qui transforme une pro-drogue inactive en métabolite toxique au niveau des cellules cancéreuses, induisant alors la mort cellulaire (Tobias & al, 2013). Deux systèmes sont possibles : le virus herpes simplex codant pour une thymidine kinase avec le ganciclovir (HSV-TK/GCV) et un virus codant pour la cytosine désaminase avec la 5-fluorocytosine (CD/5-FC) (Mohyeldin & al, 2012 et Tobias & al, 2013). La thérapie génique oncolytique, quant à elle, utilise des virus réplicatifs qui ciblent et se répliquent préférentiellement dans les cellules cancéreuses, provoquant alors une lyse cellulaire et la propagation et contamination des cellules voisines par le virus. Les principaux virus qui ont été étudiés ou qui font l'objet d'études cliniques sont les virus herpes simplex, les adénovirus, les réovirus, les poliovirus, le virus de la rougeole et le virus de la maladie de Newcastle (Mohyeldin & al, 2012 et Tobias & al, 2013).

Actuellement, les essais cliniques de phases II et III n'ont pas démontré une efficacité significative de la thérapie génique dans le traitement des glioblastomes. Cependant, les essais cliniques de phase I révèlent la sureté de cette approche thérapeutique (Mohyeldin & al, 2012 et Tobias & al, 2013). Les principales limites actuelles de la thérapie génique sont l'anatomie et la physiologie du cerveau (limitation de l'efficacité de la transduction), la capacité invasive et l'hétérogénéité tumorale (difficultés de ciblage vectoriel et de propagation du virus), la présence de cellules souches (pas forcément atteintes par la thérapie), l'immunogénicité (limite l'efficacité de la thérapie) et le manque de modèles précliniques satisfaisants (modèles précliniques souvent immunodéprimés) (Tobias & al, 2013). Cependant, il existe de potentielles stratégies permettant de contrecarrer ces limites, ce qui rend la thérapie génique intéressante et prometteuse pour le traitement des glioblastomes (Mohyeldin & al, 2012 et Tobias & al, 2013).

4. Conclusion

Actuellement, trois types de thérapies sont étudiés en essais cliniques sur les glioblastomes. Les thérapies non spécifiques représentent le type de thérapie le plus étudié, toutes phases confondues, et sont majoritaires en phase clinique III. Les thérapies ciblées sont fortement étudiées en phases cliniques I et II. Les essais cliniques de ces deux types de thérapies, en monothérapie, ont révélé un manque d'efficacité et la présence de résistances. De ce fait, elles sont de plus en plus étudiées lors d'associations thérapeutiques. Parallèlement, de nouvelles approches thérapeutiques (immunothérapie et thérapie génique) sont également testées, principalement en phase clinique I, et semblent prometteuses, car elles présentent une faible toxicité et un fort potentiel de développement (U.S. National Institutes of Health, 2013). Cependant, aucun de ces trois types de traitements ne semble être, pour l'instant, significativement meilleur que les traitements de référence. Les résultats des essais cliniques révèlent de nombreuses limites dont les thérapies futures vont devoir tenir compte afin de passer outre ces problèmes.

C. Thérapies en développement

Les traitements actuels, ainsi que de nombreux traitements récemment étudiés en essais cliniques, ont une efficacité relative, ne permettant pas d'augmenter significativement la survie des patients. Cette efficacité thérapeutique limitée résulte de différents facteurs. Tout d'abord, la localisation cérébrale des tumeurs, parfois dans des zones fonctionnelles, et la forte propension à l'infiltration de cellules tumorales dans les tissus environnants rendent l'ablation chirurgicale totale des glioblastomes impossible sans affecter les capacités cognitives et motrices du patient. Ensuite, le rôle protecteur de la barrière hémato-encéphalique limite l'accès au système nerveux central des molécules thérapeutiques et des cellules immunitaires. En outre, les glioblastomes présentent une hétérogénéité cellulaire (cellules du microenvironnement, cellules cancéreuses, cellules souches cancéreuses). Ces différents types cellulaires participent, chacun à sa manière, au développement tumoral, alors que la majorité des traitements anticancéreux ne ciblent qu'un type de cellules. De plus, les glioblastomes sont caractérisés par une grande variété d'altérations géniques qui peuvent différer d'une cellule à l'autre, mais aussi d'une tumeur à l'autre, impliquant que toutes les cellules ou tumeurs ne réagissent pas de la même façon au même traitement. Enfin, les glioblastomes sont des tumeurs avec des zones très vascularisées, mais aussi avec des zones hypoxiques, où les traitements ne sont pas forcément acheminés et/ou ne sont pas actifs (Persano & al, 2013 et Tobias & al, 2013). Les stratégies actuelles de recherches de nouveaux traitements des glioblastomes ciblent certaines de ces limites ou des voies de signalisation/types cellulaires qui n'ont pas encore été étudiés comme cibles thérapeutiques.

1. Approches permettant de s'affranchir des problèmes liés au passage de la barrière hémato-encéphalique

La première limite à l'efficacité des chimiothérapies systémiques est l'acheminement des molécules thérapeutiques dans le cerveau, à cause de la barrière hémato-encéphalique. Cette barrière a pour rôle de protéger le cerveau de substances indésirables, tout en assurant l'entrée des substances nécessaires et l'évacuation des déchets. Elle se constitue, d'une unique couche de cellules endothéliales liées entre elles par des jonctions serrées. Ces cellules sont caractérisées par la présence d'un petit nombre de vésicules de pinocytose, l'absence de fenestration et la présence de beaucoup de mitochondries. L'endothélium est en contact, par sa lame basale, avec des péricytes et des astrocytes, qui régulent sa perméabilité (figure 35) (Hawkins & al, 2005). La structure de cette barrière implique un passage des substances par diffusion (composé lipophile, comme le témozolomide) ou par transport actif, limitant fortement l'entrée de principes actifs anticancéreux.

Figure 35 : **Anatomie de la barrière hémato-encéphalique.**

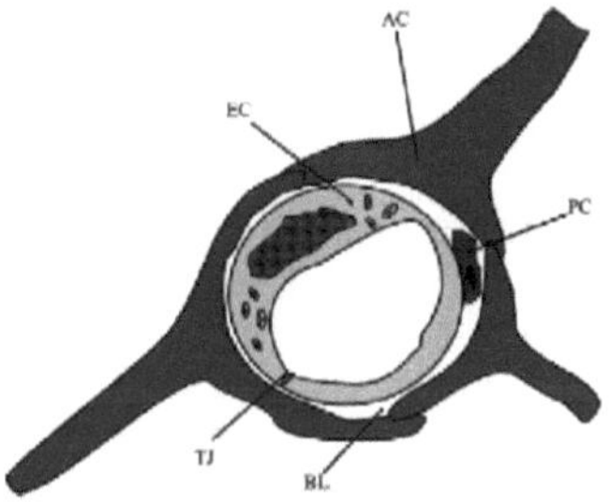

La barrière hémato-encéphalique se compose de cellules endothéliales (EC) reliées entre elles par des jonctions serrées (TJ). Ces cellules sont entourées d'une épaisse lame basale (BL) et établissent des contacts avec des péricytes (PC) et des astrocytes (AC), régulant la perméabilité de l'endothélium.
Hawkins & al. - The Blood-Brain Barrier/Neurovascular Unit in Health and Disease (2005). Pharmacological reviews.

Afin d'améliorer la thérapie des glioblastomes, il s'avère donc nécessaire de développer de nouvelles stratégies thérapeutiques permettant de s'affranchir des problèmes liés à la barrière hémato-encéphalique. Une approche thérapeutique systémique, par l'utilisation de nanoparticules, a fait l'objet de diverses études, mais son efficacité reste actuellement encore limitée, car le pourcentage de nanoparticules administrées de façon systémique traversant la barrière hémato-encéphalique est faible (Zhou & al, 2012). Les avancées les plus significatives ont été réalisées avec des approches thérapeutiques localisées, comme les implants et le système CED (Convection Enhanced Delivery) (Allhenn & al, 2012).

Implants

Les implants sont mis en place dans la cavité de résection ou dans la tumeur, si elle n'est pas opérable, et sont donc directement en contact avec le tissu cérébral tumoral. Les implants peuvent se présenter sous forme de pastilles polymériques (biodégradables ou non), de gel, de micro/nanosphères ou des puces électrochimiques.

L'étude des pastilles polymériques a permis la mise sur le marché du Gliadel®, dans le traitement des glioblastomes. Cependant, la diffusion du principe actif est limitée dans l'espace, induisant un effet très localisé et des effets secondaires, comme des abcès intracrâniens ou des méningites, ont été observés (Allhenn & al, 2012 et Zhou & al, 2012).

Des études ont également été réalisées sur des implants sous forme de gel, notamment sur un gel contenant du témozolomide. Ce gel s'est révélé être bien toléré et efficace *in vivo*. Cependant, les gels présentent les mêmes inconvénients que les pastilles polymériques, ce qui limite leurs utilisations potentielles (Allhenn & al, 2012).

En outre, l'utilisation de micro ou nanosphères dans le traitement des glioblastomes fait également l'objet d'études. Ces sphères peuvent être des microsphères polymériques, des liposomes ou des nanocapsules (polymériques, lidiques, etc.) dont la taille permet de limiter les atteintes tissulaires lors de l'implantation (Allhenn & al, 2012 et Zhou & al, 2012). Une étude révèle que l'inhibition du développement tumoral, chez les rats, est plus marquée lorsque le témozolomide est formulé en microsphères par rapport au témozolomide non encapsulé. D'autres études révèlent une activité potentielle, *in vitro* ou *in vivo*, de nanocapsules lipidiques contenant du paclitaxel ou un dérivé du tamoxifène. Des études complémentaires sont nécessaires afin de confirmer l'efficacité de l'approche par des micro/nanoshères et d'étudier la pénétration tissulaire du principe actif à partir de ces sphères (Allhenn & al, 2012).

Enfin, des études se sont concentrées sur des puces électrochimiques (« microchips ») biodégradables ou non. Une puce biodégradable se compose d'une matrice en silicone avec un ou plusieurs réservoirs, contenant le ou les principes actifs, recouverts d'une membrane. Le principe actif est libéré lors de la dissolution électrochimique de la membrane. Des études réalisées chez le rat indiquent une efficacité des puces biodégradables contenant de la carmustine sur la taille de la tumeur, mais cette efficacité est similaire à celle des pastilles de polymère biodégradable (Allhenn & al, 2012).

Les différents systèmes d'implants semblent intéressants, notamment parce que la cinétique de libération du principe actif peut être déterminée et contrôlée. Cependant, des études supplémentaires sont nécessaires afin d'augmenter la diffusion du principe actif dans les tissus, qui est, actuellement, la principale limite de cette approche.

Système CED

Le système CED consiste en l'administration du principe actif à partir d'un cathéter implanté dans le tissu cérébral tumoral, sous pression (pompe). La dispersion du principe actif s'effectue grâce au gradient de concentration entre le cathéter et les tissus environnants, mais également grâce à la pression dans le cathéter qui dilate les tissus (Raghavan & al, 2006 et Zhou & al, 2012). Ce système a déjà été évalué lors d'essais cliniques qui ont révélé une profonde pénétration du principe actif dans les tissus, mais les effets sont transitoires, car les principes actifs possèdent une courte demi-vie dans le cerveau ou sont rapidement éliminés dans le liquide céphalorachidien ou dans le sang (Zhou & al, 2012).

Une approche alternative de ce système est l'utilisation de nanovecteurs (liposomes, nanoparticules polymériques, etc.) libérés par le système CED, ce qui permettrait de protéger et de contrôler la libération du principe actif. Il a été démontré que la distribution et la demi-vie du principe actif sont augmentées et que la toxicité est réduite lors de l'utilisation de principe actif dans des liposomes par rapport au principe actif non vectorisé administré par CED. En outre, une étude sur l'animal a observé une augmentation de la survie lors de l'administration de nanoparticules de camptothécine par rapport à la camptothécine libre par CED. Cependant, l'efficacité surtout en clinique, des nanovecteurs reste encore à prouver (Zhou & al, 2012).

Outre l'administration d'agents de chimiothérapie, le système CED peut également être utilisé pour de la thérapie génique virale (adénovirus, virus associés aux adénovirus, virus herpes simplex) afin d'augmenter la diffusion des particules par rapport aux injections classiques (Hadjipanayis & al, 2008 et Yun & al, 2013).

Le système CED semble être un système d'approche localisée prometteur, car la dispersion et le volume délivré de principe actif sont supérieurs par rapport aux implants et aux injections et que de nombreux types de principes actifs sont utilisables. Cependant, cette méthode présente des risques d'infections cérébrales et de reflux de liquide dans le cathéter (Yun & al, 2013).

2. Approches ciblant plus spécifiquement les cellules tumorales

Les thérapies standards actuelles des glioblastomes sont des thérapies qui induisent des effets cytotoxiques non négligeables aux tissus sains. A partir de ce constat, de nombreux travaux se sont concentrés sur l'élaboration de nouvelles thérapies ciblant spécifiquement les cellules tumorales (Gambini & al, 2012).

Ciblage des cellules tumorales à l'aide de marqueurs spécifiques

Le ciblage des cellules tumorales peut se faire, en premier lieu, grâce à des marqueurs spécifiques exprimés par ces cellules. Cette technique a principalement été étudiée pour de la thérapie génique virale afin que les vecteurs viraux n'infectent que les cellules cancéreuses.

Allen et ses collaborateurs ont élaboré un virus recombinant de la rougeole ciblant spécifiquement les cellules exprimant l'EGFRvIII. Ce virus a été modifié afin d'inhiber son tropisme naturel (mutation dans la protéine de liaison aux récepteurs cellulaires) et de créer un tropisme pour l'EGFRvIII grâce à la présence d'une chaine d'anticorps anti-EGFRvIII sur la partie carboxy-terminale de la protéine hémagglutinine du virus. L'EGFRvIII est un bon marqueur spécifique, car il est uniquement exprimé par les cellules cancéreuses et qu'il est le principal mutant de l'EGFR. Les travaux *in vitro* et *in vivo* ont montré que ce virus recombinant présente un tropisme et une cytotoxicité spécifique pour les cellules exprimant l'EGFRvIII et qu'il n'est pas capable d'infecter des cellules normales n'exprimant pas ce mutant de l'EGFR, comme les fibroblastes et les astrocytes. Ce virus semble être prometteur pour une éventuelle application en virothérapie dans le traitement des glioblastomes, cependant des travaux complémentaires sont nécessaires, notamment pour valider le modèle animal utilisé et pour définir la sureté de ce virus (Allen & al, 2006).

Gambini et ses collaborateurs ont récemment élaboré un virus herpes simplex 1 recombinant ciblant spécifiquement ERBB2, un autre membre de la famille de l'EGFR (virus R-LM113). Ce virus herpes simplex recombinant n'est pas atténué, mais son tropisme a été modifié grâce à l'inhibition du tropisme naturel et à la présence d'une chaine d'anticorps anti-ERBB2 sur l'enveloppe glycoprotéique du virus. ERBB2 a été choisi, car ce récepteur est fortement exprimé par les cellules cancéreuses de glioblastomes, dont les cellules souches cancéreuses, et qu'il n'est pas exprimé dans le système nerveux central d'un adulte sain. Les travaux *in vivo* révèlent la sureté (absence de signes d'encéphalite), la spécificité (pas d'infection des cellules cérébrales saines) et une activité anti-tumorale potentielle de ce virus (augmentation de la médiane de survie des souris traitées par le virus R-LM113). De plus, ce virus a montré une capacité de propagation loin du point d'injection, même dans des régions où les cellules exprimant ERBB2 sont disséminées. Ce virus s'avère donc potentiellement intéressant pour le traitement des glioblastomes grâce à son tropisme spécifique et à sa grande capacité de propagation (Gambini & al, 2012).

Ciblage des cellules tumorales par des approches de réplication conditionnelle

Une deuxième technique de ciblage des cellules tumorales consiste en une réplication conditionnelle des vecteurs viraux en fonction des conditions du microenvironnement.

Longo et ses collaborateurs ont élaboré deux virus herpes simplex avec une régulation transcriptionnelle de ICP4 (Infected Cell Polypeptide 4) par un promoteur dépendant de HIF. ICP4 est essentiel pour l'expression des gènes du virus et donc pour la réplication virale. Les travaux ont révélé que les deux virus, HIF-E6L-HSV et HIF-V6R-HSV, expriment la protéine ICP4 à des concentrations égales en conditions de normoxie et d'hypoxie, induisant une cytolyse des cellules dans les deux conditions d'oxygénation. L'activité oncolytique de ces deux virus n'est donc pas dépendante de HIF. Malgré cet échec, l'idée semble intéressante, car les glioblastomes présentent de nombreuses zones hypoxiques où les cellules ne sont pas atteintes par les traitements classiques (Longo & al, 2011).

Ciblage des cellules tumorales à l'aide de cellules souches

Une autre stratégie de ciblage consiste à utiliser les cellules souches mésenchymateuses comme vecteur, car ces cellules ont un tropisme naturel pour la tumeur. Elles ont pour rôle physiologique de réparer les dommages tissulaires et ont donc la capacité de migrer au niveau des lésions. Comme une tumeur est considérée comme « une blessure qui ne guérit pas », les cellules souches mésenchymateuses sont naturellement présentes dans le stroma tumoral. De plus, ces cellules ne présentent pas de complexe majeur d'histocompatibilité de type II et expriment faiblement des complexes majeurs d'histocompatibilité de type I. De ce fait, elles ne sont pas immunogènes. Altaner et ses collaborateurs ont utilisé des cellules souches mésenchymales codant pour une cytosine désaminase. Après injection des cellules souches mésenchymateuses dans la tumeur, puis un traitement des souris à la 5-fluocytosine, une inhibition de la croissance tumorale et une augmentation de la survie des souris ont été observées. De plus, les cellules souches mésenchymateuses ont révélé un véritable tropisme pour la tumeur. D'autres travaux de thérapie génique ont également été réalisés (cellules souches mésenchymateuses exprimant un virus herpes simplex-thymidine kinase ou de l'interleukine 12) et ont mis en évidence un potentiel effet anticancéreux *in vivo* de cette technique. L'utilisation de cellules souches mésenchymateuses dans le traitement des glioblastomes semble donc être prometteuse, car ces cellules ont un tropisme naturel pour la tumeur, la capacité d'induire la mort des cellules cancéreuses et des cellules souches cancéreuses, peuvent exprimer divers principes actifs et ne sont pas immunogènes (Altaner & al, 2012).

3. Approches basées sur le ciblage des cellules souches cancéreuses

La théorie des cellules souches cancéreuses est un concept récent qui suppose une hiérarchie cellulaire au sein de la tumeur. L'identification de ces cellules dans différents types de tumeurs, dont les glioblastomes, a été suivie par de nombreuses études qui révèlent leurs implications, notamment, dans la radiorésistance, la chimiorésistance, la récidive tumorale et l'angiogenèse (Huang & al, 2010). Les chercheurs se sont donc intéressés au développement de thérapies ciblant ces cellules souches cancéreuses.

Ciblage de molécules cellulaires de surface des GSCs

La première stratégie thérapeutique envisagée contre les cellules souches est de cibler directement les marqueurs cellulaires de surface des GSCs, qui jouent un rôle dans le développement tumoral des glioblastomes (Florio & al, 2012).

Bao et ses collaborateurs ont testé l'impact d'une thérapie supprimant l'expression de L1CAM (L1 Cell Molecule Adhesion) sur la survie et la prolifération de GSCs, ainsi que sur la survie de souris transplantées avec des GSCs. L1CAM est une molécule d'adhésion de cellules neuronales (protéine de surface), qui régule, notamment, la croissance, la survie et la migration des cellules neurales lors du développement du système nerveux central. Cette protéine est surexprimée dans les glioblastomes au niveau des GSCs. Dans cette étude, l'inhibition de l'expression de L1CAM est réalisée grâce à un lentivirus contenant un shRNA (short hairpin RNA) dirigé contre L1CAM (Bao & al, 2008). Dans la cellule hôte, le génome du lentivirus est rétrotranscrit en ADN, puis intégré dans le génome de la cellule. La cellule produit alors un ARN en forme d'épingle à cheveux (shRNA) qui est transloqué dans le cytoplasme, où il est clivé par l'enzyme DICER. Un brin de cet ARN est pris en charge par le complexe RISC (RNA Induced Silencing Complex), permettant ainsi la reconnaissance de l'ARN messager complémentaire (ici L1CAM) et la destruction de celui-ci (Sigma-Aldrich®, 2013). Les travaux révèlent que cette thérapie inhibe la croissance et induit l'apoptose de GSCs *in vitro* et mettent en évidence une diminution de la croissance tumorale et une augmentation de la survie *in vivo*. La protéine L1CAM semble donc être une cible potentiellement intéressante dans le traitement des glioblastomes (Bao & al, 2008).

D'autres molécules de surface (CD133, CD15 etc.) sont communément utilisées pour isoler la population de GSCs lors de travaux scientifiques, cependant, ces marqueurs ne sont pas totalement spécifiques des GSCs ou des glioblastomes et ne sont pas stablement exprimés au sein même de la tumeur (Florio & al, 2012). Il s'avère donc nécessaire d'identifier des marqueurs cellulaires de surface véritablement spécifiques des GSCs, stablement exprimés et qui ont un impact sur la gliomagenèse afin qu'une thérapie ciblant directement ces marqueurs soit pertinente.

<u>Approches ciblant des composants des voies de signalisation des GSCs</u>
Les voies de signalisation de GSCs ont également fait l'objet d'études et de nombreux principes actifs ciblant des voies de signalisation impliquées dans l'auto-renouvèlement et le maintien du caractère souche (Notch, Sonic-Hedgehog, etc.) ou dans la prolifération et la survie cellulaire (PI3K/Akt/mTOR, etc.) des GSCs présentent une activité cytotoxique *in vitro* et *in vivo*. Cependant, la majorité d'entre eux ne se sont révélés, en clinique, que faiblement efficaces en monothérapie (Florio

& al, 2012 et Persano & al, 2013). Malgré cela, les recherches sur des thérapies ciblant un ou plusieurs acteurs des voies de signalisation des GSCs se poursuivent, mais souvent dans une optique d'association thérapeutique.

Sai et ses collaborateurs ont étudié l'effet d'une nouvelle molécule inhibitrice de JAK2 (JAnus Kinase 2)/STAT3 (Signal Transducer and Activator of Transcription 3), le WP1193. STAT3 est un facteur de transcription activé par divers signaux, dont ceux des RTK et des JAK. STAT3 régule l'expression de nombreux gènes impliqués dans la gliomagenèse (cycline D1, c-Myc, VEGF, Bcl-2, HIF-α, métalloprotéinases matricielles, etc.) et dans l'auto-renouvellement et le maintien des cellules souches. Les travaux indiquent que WP1193 inhibe la prolifération des cellules cancéreuses de glioblastomes et des GSCs, induit l'apoptose de GSCs, *in vitro* et inhibe la croissance tumorale (glioblastomes) *in vivo*. La petite molécule WP1193 semble être un potentiel traitement des glioblastomes, car elle possède un effet cytotoxique sur les cellules cancéreuses et les GSCs (Sai & al, 2012).

<u>Développement de molécules induisant la différenciation des GSCs</u>

Les cellules souches cancéreuses participent à la résistance aux traitements et peuvent être à l'origine de la recrudescence tumorale grâce, notamment, à leur caractère souche. Une thérapie de différenciation de ces cellules souches cancéreuses peut conduire à une dégénérescence tumorale et augmenter la sensibilité aux traitements anticancéreux conventionnels (Frank & al, 2010).

Piccirillo et ses collaborateurs ont étudié une approche thérapeutique de différenciation des GSCs par traitement au BMP4 (Bone Morphogenetic Protein) (Piccirillo & al, 2006). Le BMP4 est un membre de la famille du TGF-β, qui transmet des signaux de prolifération neuroépithéliale à un stade précoce du développement du système nerveux central embryonnaire et induit la différenciation neuronale et astrocytaire à un stade plus tardif du développement du système nerveux central (Persano & al, 2013). Les travaux *in vitro* révèlent que le BMP4 induit une déplétion de la population de GSCs *via* un effet pro-différenciation principalement astrocytaire des GSCs (morphologie cellulaire plus différenciée et augmentation de l'expression de marqueurs astrocytaires). Les études *in vivo* indiquent que le traitement par BMP4 diminue la population de GSCs et la capacité des cellules traitées d'initier des tumeurs (Piccirillo & al, 2006). Par la suite, d'autres études ont révélé que le BMP7 inhibe également, *in vitro* et *in vivo*, la croissance tumorale des glioblastomes (Persano & al, 2013). Ces travaux mettent en évidence une nouvelle stratégie thérapeutique qui consiste à différencier les GSCs plutôt que de les tuer et ainsi de promouvoir l'efficacité des traitements standards des glioblastomes (Piccirillo & al, 2006). Cependant, il a été observé que l'expression du gène d'un des récepteurs des BMP, le BMPR1, peut être inhibé dans 20% des cas de glioblastomes, impliquant que la thérapie de différenciation par BMP n'est efficace que dans une population de patients préalablement sélectionnée (Persano & al, 2013).

Approches ciblant les mécanismes de résistances des GSCs

Les cellules souches sont fortement impliquées dans les phénomènes de résistance à la radiothérapie et à la chimiothérapie grâce à une capacité accrue à réparer leur ADN (impliquant Chk1/Chk2, MGMT, Notch, Sonic-Hedgehog, Sirt1 (Sirtuin 1), etc.) et à expulser les drogues (*via* les transporteurs d'efflux ABC (ATP Binding Cassette)) (Florio & al, 2012). Suite à ces observations, divers travaux ont étudié des stratégies thérapeutiques visant à inverser la résistance des GSCs afin d'augmenter les effets de la radiothérapie et de la chimiothérapie.

Chang et ses collaborateurs ont étudié l'impact de l'inhibition de l'expression de Sirt1 sur la radiosensibilité et l'apoptose radio-induite des GSCs. Sirt1 est une histone désacétylase NAD-dépendante qui est, notamment, impliquée dans la régulation du cycle cellulaire, l'apoptose et la différenciation cellulaire. La surexpression de Sirt1 est associée aux phénomènes tumoraux et de résistances à la radio-chimiothérapie. Dans cette étude, le gène de Sirt1 est inhibé par un shRNA exprimé par un lentivirus. Les résultats obtenus, suite à un traitement par shRNA-Sirt et radiothérapie, sont une augmentation de la radiosensibilité et de l'apoptose et une diminution de la capacité d'auto-renouvellement des GSCs *in vitro*, ainsi qu'une diminution du volume tumoral et une augmentation de la médiane de survie *in vivo*. L'inhibition de Sirt1 semble donc être une potentielle stratégie thérapeutique dans le traitement des glioblastomes grâce à sa capacité d'augmenter l'effet de la radiothérapie (Chang & al, 2009).

Bao et ses collaborateurs ont réalisé des travaux sur la radiorésistance des GSCs. Ils ont observé que les GSCs acquièrent une radiorésistance par activation préférentielle des protéines impliquées dans les points de contrôle du cycle cellulaire suite aux dommages à l'ADN (ATM, Chk1, Chk2). Pour confirmer l'implication de Chk1 et Chk2 dans la radiorésistance, ils ont inhibé ces protéines par la debromohymenialdisine. Les résultats du traitement concomitant par irradiations et debromohymenialdisine révèlent une augmentation de la radiosensibilité des GSCs *in vitro* et *in vivo* (Bao & al, 2006). Chk1 et Chk2 sont donc des cibles thérapeutiques potentiellement intéressantes, dont l'inhibition pourrait permettre de potentialiser la radiothérapie dans le traitement des glioblastomes (Bao & al, 2006 et Florio & al, 2012).

4. Approches ciblant le microenvironnement tumoral

Les cellules du microenvironnement et les cellules cancéreuses réalisent de nombreuses interactions entre elles afin de développer un microenvironnement favorable au développement tumoral. Ainsi, au sein d'une tumeur, il existe à la fois des zones hypervascularisées et des zones hypoxiques qui peuvent constituer des niches pour les cellules souches cancéreuses (Oliver & al, 2009 et Persano & al, 2013). Le rôle exact de ces niches reste encore à définir, mais il semble qu'elles soient complémentaires, puisque les cellules des zones hypoxiques augmentent la production de VEGF qui favorise le développement des niches périvasculaires (Nduom & al, 2012).

Ciblage des niches périvasculaires

Les GSCs sont présentes dans des niches périvasculaires, comme les cellules souches neurales. Elles réalisent des interactions, notamment, avec les cellules endothéliales, qui participent au maintien de leur caractère souche et peuvent induire la différenciation des GSCs en cellules endothéliales (Florio & al, 2012 et Nduom & al, 2012). De plus, elles sécrètent des facteurs pro-angiogéniques, tels que le VEGF, et participent donc au développement de leur propre niche et du système vasculaire de la tumeur (Heddleston & al, 2009). Le ciblage de la niche périvasculaire est alors devenu une stratégie thérapeutique intéressante à étudier et à développer. Actuellement, plusieurs thérapies anti-angiogéniques ont atteint le stade de développement clinique et certaines (bevacizumab) présentent un effet bénéfique dans le traitement des glioblastomes (Persano & al, 2013). Cependant, ces traitements font l'objet de fortes résistances à apparition rapide, incitant à la poursuite des recherches.

Ma et ses collaborateurs ont étudié une thérapie génique avec un virus associé aux adénovirus contenant l'ADN complémentaire de l'angiostatine. L'angiostatine est un fragment biologique actif du plasminogène, qui inhibe spécifiquement la prolifération des cellules endothéliales. Un virus associé aux adénovirus a été choisi, car il est non-pathogène et infecte des cellules en division et en quiescence. Les résultats obtenus *in vivo* indiquent une réduction de la néoformation et du nombre de vaisseaux sanguins et une augmentation de l'apoptose cellulaire, résultant en la réduction du volume tumoral et en une augmentation de la survie. Il semble donc que la thérapie génique par un virus associé aux adénovirus codant pour un gène anti-angiogénique représente une probable future thérapie des glioblastomes (Ma & al, 2002).

Kim et ses collaborateurs ont réalisé une étude sur une thérapie génique utilisant des cellules souches neurales humaines codant pour PEX, un fragment naturel de la métalloprotéinase humaine 2. Les résultats *in vivo* révèlent une migration des cellules souches neurales recombinantes du point d'injection à la tumeur, une diminution de la taille (90%) et de la vascularisation de la tumeur, ainsi qu'une diminution de la prolifération cellulaire. De plus, aucune toxicité locale ou systémique n'a été détectée. Cette thérapie génique semble donc être prometteuse dans le traitement des glioblastomes, mais peut encore être améliorée en augmentant l'expression du gène de PEX, afin d'induire une apoptose cellulaire (Kim & al, 2005).

Ciblage des niches hypoxiques

Les zones hypoxiques, quant à elles, résultent de la rapide et forte prolifération des cellules cancéreuses et d'un système vasculaire tumoral irrégulier et mal formé (Oliver & al, 2009). Ceci induit la sécrétion du facteur HIF, qui favorise, entre autres, l'angiogenèse au niveau de la tumeur, le changement métabolique des cellules cancéreuses, la résistance aux radiations ionisantes et le maintien du caractère souche des GSCs (Persano & al, 2013).

Ces dernières années, de nombreux principes actifs, ciblant l'hypoxie, ont été développés et testés. Dans le cadre des glioblastomes, la classe la plus étudiée est celle des molécules diminuant la concentration en HIF-1α, des inhibiteurs de PI3K/Akt/mTOR, des inhibiteurs d'histones désacétylases et de la protéine chaperonne Hsp90 (Heat shock protein). D'autres molécules ont également été testées, comme l'échinomycine, qui inhibe la fixation de HIF-1 sur son site de liaison au niveau du promoteur du VEGF, et le bortézomib, un inhibiteur de protéasome qui atténue l'activité transcriptionnelle de HIF-1α (Oliver & al, 2009). Malgré le nombre croissant d'inhibiteurs de HIF-1 au mode d'action varié, seul un petit nombre de ces molécules a atteint le stade d'études cliniques, qui, pour l'instant, ont montré un bénéfice clinique relatif dans le traitement des glioblastomes. Cependant, ces inhibiteurs de HIF pourraient s'avérer utiles dans le cadre d'associations thérapeutiques (Persano & al, 2013). Au lieu d'essayer d'inhiber le phénomène hypoxique, il pourrait être envisageable de rechercher des principes actifs qui soient délivrés et actifs dans ces conditions particulières, comme l'utilisation d'un vecteur dont la réplication est dépendante de HIF ou des molécules actives à pH acide.

5. Approches basées sur les associations thérapeutiques

De nouvelles stratégies thérapeutiques sont constamment étudiées dans le cadre du traitement des glioblastomes, mais, malgré des résultats *in vitro* et *in vivo* encourageants, aucune d'elles ne permet individuellement une régression tumorale totale. Il semble donc logique de s'intéresser aux associations thérapeutiques qui pourraient permettre une potentialisation des effets anticancéreux de chaque thérapie utilisée individuellement.

Les thérapies ciblant les GSCs semblent très prometteuses et importantes pour diminuer l'agressivité, la résistance et la recrudescence des glioblastomes (Florio & al, 2012). Cependant, elles permettraient uniquement une dégénérescence de la tumeur, car elles n'impactent pas sur les cellules cancéreuses non souches qui après mutations pourraient acquérir un caractère souche et reformer une tumeur. Il paraît alors judicieux d'associer les thérapies ciblant les cellules souches avec des thérapies ciblant le reste de la masse tumorale afin d'éliminer les deux types de cellules cancéreuses et de s'assurer de l'élimination totale de la tumeur (figure 36) (Frank & al, 2010).

Une des associations thérapeutiques la plus étudiée est une association entre la radiothérapie et/ou la chimiothérapie et une thérapie ciblée. Ce cas de figure est testé dans l'étude de Chaponis et ses collaborateurs avec une association de radiothérapie, de chimiothérapie au témozolomide et le lonafarnib, un inhibiteur de farnésyl-transférase (inhibition de Ras). Les résultats de l'étude révèlent une augmentation significative de l'inhibition de la prolifération cellulaire *in vitro* et de la réduction de la masse tumorale *in vivo* avec l'association thérapeutique, alors que l'effet du lonafarnib seul est minime. Cette association thérapeutique semble résulter en une action synergique des effets anticancéreux des diverses thérapies (Chaponis & al, 2011).

Figure 36 : **Stratégies thérapeutiques anticancéreuses.**

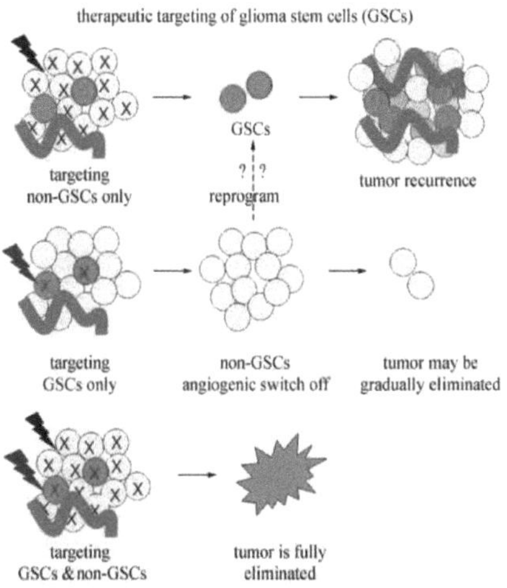

Les thérapies actuelles des glioblastomes sont uniquement efficaces sur les cellules cancéreuses formant la masse tumorale. Ainsi, après traitement, les cellules souches cancéreuses persistent et permettent alors une recrudescence tumorale.
Les nouvelles thérapies ciblant les cellules souches pourraient permettre de tuer spécifiquement ce type de cellules, sans forcément atteindre la masse tumorale qui pourrait dégénérer progressivement ou subir une reprogrammation et reformer des cellules souches cancéreuses et une tumeur.
La stratégie thérapeutique optimale consisterait à associer des thérapies ciblant à la fois les cellules de la masse tumorale et les cellules souches cancéreuses afin d'éradiquer complètement la tumeur.
Huang & al. – Cancer stem cells in glioblastoma — molecular signaling and therapeutic targeting (2010). Protein Cell.

Pedretti et ses collaborateurs se sont intéressés à une association thérapeutique entre une chimiothérapie au témozolomide et une immunothérapie avec une immunocytokine (F16-IL2) formée de l'interleukine 2 (IL2) fusionnée à un fragment d'un anticorps humain anti-tenascine c, une molécule de la matrice extracellulaire exprimée dans les cancers. Les résultats *in vivo* indiquent un recrutement de cellules immunitaires au niveau du glioblastome, sans infiltrations leucocytaires dans les tissus sains, ainsi qu'une inhibition de la prolifération cellulaire et une augmentation de l'apoptose avec la thérapie combinée par rapport à chaque thérapie utilisée seule. Il en résulte une plus forte diminution de la masse tumorale et une augmentation de la survie des souris. L'association des effets cytotoxiques de la chimiothérapie et d'une immunité anti-tumorale semble donc augmenter l'effet anticancéreux de chaque thérapie et ainsi augmenter la régression tumorale (Pedretti & al, 2010).

D'autres types d'associations sont également possibles, comme une thérapie génique combinée. Dans une étude réalisée par Ma et ses collaborateurs, une thérapie génique combinée avec un adénovirus codant pour un gène thymidine kinase et un virus associé aux adénovirus codant pour le gène de l'angiostatine a été évaluée. Ce qui a été testé est donc une association de thérapies géniques aux mécanismes différents, avec une thérapie génique qui tue directement les cellules tumorales par le système de gène suicide et l'autre qui inhibe la vascularisation des cellules tumorales. Les auteurs ont observé que l'efficacité de la transduction du virus associé aux adénovirus semble augmentée par la présence de l'adénovirus. De plus, les résultats ont révélé un effet anticancéreux additif, avec une augmentation de la diminution de la taille de la tumeur et de la survie des rats traités avec la thérapie combinée par rapport à chaque thérapie génique seule. L'association semble donc potentialiser les effets de chacune de ces deux thérapies géniques (Ma & al, 2002).

Les recherches de nouvelles thérapies des glioblastomes adoptent différentes stratégies en essayant d'améliorer la délivrance des principes actifs au niveau de la tumeur, tout en préservant au maximum les cellules saines, de cibler les GSCs et le microenvironnement. Cependant, les quelques exemples d'associations thérapeutiques décrits ci-dessus, ainsi que la majorité des études révèlent un impact positif important des associations thérapeutiques sur la régression tumorale par rapport aux thérapies individuelles. Il semblerait donc que l'association thérapeutique soit la stratégie thérapeutique la plus judicieuse dans le traitement des glioblastomes.

D. Conclusion

Le traitement standard de première intention actuel des glioblastomes se compose de chirurgie, suivi de radiothérapie et de chimiothérapie concomitantes. Malgré ce traitement lourd, la médiane de survie n'est que d'environ 14 mois et la récidive est quasi certaine. Cette efficacité limitée résulte de plusieurs facteurs, dont l'incapacité de réaliser une exérèse totale, ainsi que de la résistance aux radiations ionisantes et à la chimiothérapie. En outre, il n'existe pas de traitement standard pour les récidives et l'efficacité des options thérapeutiques est également limitée. Il est alors logique que de nombreux essais cliniques sur le traitement des glioblastomes soient réalisés. Les thérapies non spécifiques sont encore fortement étudiées, malgré une diminution au cours du temps. Les thérapies ciblées ont connu un fort essor, suite aux nouvelles connaissances moléculaires des glioblastomes, mais les résultats obtenus jusqu'à présent, en monothérapie, n'ont pas révolutionné la prise en charge des glioblastomes. De nouvelles thérapies se sont alors développées, mais les bénéfices cliniques observés sont très relatifs. Cependant, elles possèdent un fort potentiel de développement et d'amélioration. Les recherches actuelles essaient de développer des stratégies thérapeutiques afin d'augmenter et de spécifier la délivrance au niveau tumoral des principes actifs. De plus, de nombreux travaux s'intéressent aux GSCs, car elles jouent un rôle majeur dans la résistance aux traitements et la récidive. En outre, des thérapies modifiant le microenvironnement tumoral sont également à l'étude, car celui-ci favorise le développement et l'agressivité tumorale. De nombreuses stratégies sont envisagées, mais il semblerait que la stratégie thérapeutique la plus efficace soit une association thérapeutique, afin de pouvoir atteindre le glioblastome dans toute sa complexité. Enfin, il pourrait également s'avérer nécessaire de ne pas administrer le même traitement à chaque patient, car les études ont montré une hétérogénéité au sein des glioblastomes et d'un patient à l'autre.

IV. Discussion

Les gliomes sont des tumeurs de la névroglie et représentent 30% des tumeurs cérébrales primitives (CBTRUS, 2012). Actuellement, quelques facteurs de risque de survenue des gliomes ont été identifiés, mais cela ne représente qu'un très faible pourcentage de gliomes (Kyritsis & al, 2011). En outre, les symptômes cliniques des gliomes sont non spécifiques (céphalées) et dépendent beaucoup de la localisation cérébrale (crises d'épilepsies, troubles neurologiques), induisant une forte variété de symptômes cliniques possibles d'un type de gliome à l'autre, mais aussi au sein d'un même type de gliome. Il en résulte que la prévention et le diagnostic précoce des gliomes sont quasiment impossibles, alors qu'une prise en charge le plus précocement possible est souhaitable, car la majorité des troubles neurologiques acquis ne sont pas réversibles (Réseau ONCOLOR & al, 2011).

Actuellement, les gliomes sont classés selon la classification de l'OMS en fonction du type cellulaire majoritaire (astrocyte et/ou oligodendrocyte) et d'une échelle de malignité, avec le grade I pour à la forme la plus bénigne (astrocytome pilocytique) et le grade IV pour la forme la plus maligne (glioblastome) (Daumas-Duport & al, 2000). L'établissement du grade de malignité se fait uniquement selon des critères histologiques, qui s'avèrent souvent imprécis et subjectifs. De plus, le choix du lignage cellulaire est totalement subjectif, car l'origine cellulaire exacte des gliomes est hypothétique et repose donc uniquement sur des ressemblances entre cellules tumorales et astrocytes ou oligodendrocytes (Taillibert & al, 2004). Ceci provoque alors une forte discordance inter-observateur, pouvant induire des différences de classification et donc de prise en charge. En outre, cette classification ne prend pas en compte les données cliniques et de l'imagerie médicale. Malgré de nombreuses controverses, la classification de l'OMS reste la seule classification officielle et de référence des gliomes au niveau international. En France, une autre classification est reconnue, la classification de l'hôpital Sainte-Anne, qui se compose de trois classes (oligodendrogliomes ou oligo-astrocytomes de gade A et les glioblastomes (grade B)). Elle se base sur des données histologiques, mais aussi cliniques et de l'imagerie médicale, permettant ainsi de palier, en partie, aux défauts de la classification de l'OMS (Daumas-Duport & al, 2000). Cependant, cette classification n'a qu'un rôle d'information complémentaire, car le diagnostic final est uniquement défini selon la classification de l'OMS, déterminant alors la prise en charge thérapeutique (Réseau ONCOLOR & al, 2011). D'un point de vue clinique, la classification de l'OMS ne permet pas l'identification des tumeurs chimiosensibles, car les critères définissant une classe ne sont pas assez restrictifs. Ceci induit une prise en charge thérapeutique identique de tumeurs dont la sensibilité à la chimiothérapie et le pronostic s'avèreraient différents si les critères de classification étaient plus restrictifs (oligodendrogliomes pures et astrocytomes) (Taillibert & al, 2004). Afin de palier aux diverses lacunes de la classification actuelle, de nouvelles classifications des gliomes sont proposées, se basant principalement sur des critères moléculaires. Elles définissent plusieurs sous-types au sein d'un même grade de gliome, comme pour les glioblastomes, dont la sensibilité au traitement et le pronostic sont différents et nécessitent une prise en charge thérapeutique adaptée (Huse & al, 2011). Elles révèlent donc une plus grande complexité au sein des gliomes que ne le suggère la classification actuelle. Pour l'heure, aucune classification moléculaire ne fait l'objet d'un consensus et n'est officiellement reconnue. Cependant, il est fort probable que dans le futur une nouvelle classification des gliomes, contenant des critères moléculaires, soit établie afin d'améliorer la thérapeutique.

Les glioblastomes ont fait l'objet de nombreuses études, car il s'agit du type de gliome le plus fréquent chez l'adulte, mais surtout, de la forme de gliome la plus maligne (CBTRUS, 2012). The Cancer Genome Atlas est le premier grand projet qui a étudié les glioblastomes d'un point de vue génétique et dont les résultats ont permis une grande avancée dans la compréhension moléculaire des glioblastomes. D'autres travaux ont poursuivi les investigations et ont complété les connaissances. Ainsi, de nombreuses altérations génétiques ont été identifiées et corrélées au phénomène de gliomagenèse. Les principales voies de signalisation altérées sont celles de p53, de

RB, des RTK (Ras/Raf et PI3K/Akt/mTOR), de l'IDH et du TGF-β. Les principales conséquences de ces altérations sont une augmentation de la prolifération, de la survie cellulaire, de l'angiogenèse, de l'invasion tumorale et un changement métabolique (Kanu & al, 2009). Outre l'étude des altérations génétiques dans les cellules cancéreuses de glioblastomes, divers travaux ont révélé l'existence des GSCs et ont étudié leurs voies de signalisation, car ces cellules interviennent dans les phénomènes de résistance aux traitements et de récidives tumorales. Ainsi, des voies de signalisation spécifiques aux GSCs (Notch, Shh, etc.) et communes avec les cellules cancéreuses (RTK, TGF-β, etc.) ont été identifiées comme participant au phénomène de gliomagenèse (Huang & al, 2010). Les nombreux travaux effectués mettent en évidence l'importance des altérations de chaque voie de signalisation, mais aussi les interconnections et influences entre les voies (Furnari & al, 2007). De plus, il semblerait que la tumeur soit très dépendante de certaines voies de signalisation pour soutenir la prolifération et la croissance tumorale (Cheng & al, 2009). Enfin, l'acquisition des connaissances moléculaires des glioblastomes a permis l'identification et la différenciation des glioblastomes primaires et secondaires (Kanu & al, 2009).

Outre les modifications génétiques, d'autres phénomènes participent également au développement tumoral. Tout d'abord, les cellules cancéreuses présentent un changement métabolique en favorisant la glycolyse aérobie par rapport à la phosphorylation oxydative afin de pouvoir soutenir la forte prolifération cellulaire. Une conséquence de ce changement métabolique est l'acidification du milieu extérieur, à cause de la forte concentration de lactate produit par les cellules cancéreuses (Marie & al, 2011). Ensuite, les cellules du stroma (cellules non tumorales) réalisent des interactions avec les cellules cancéreuses et les GSCs afin de développer le microenvironnement le plus adapté à la croissance tumorale (Billottet & al, 2008). Ainsi, une augmentation de l'angiogenèse est nécessaire pour réaliser une rapide et forte croissance tumorale, induisant, à la fois, des zones hypervascularisées et hypoxiques. Ces zones participent, en elles-mêmes, au développement tumoral en constituant des niches pour les GSCs, qui favorisent, entre autres, le maintien du caractère souche de ces cellules (Heddleston & al, 2009). L'hypoxie tumorale joue un rôle important et complexe dans la croissance tumorale en favorisant le changement métabolique, l'angiogenèse, la résistance aux traitements et la survie cellulaire. Elle est considérée comme un facteur d'agressivité et de mauvais pronostic (Semenza, 2010). Les glioblastomes sont donc des tumeurs très complexes, d'un point de vue du microenvironnement (hypervascularisation et hypoxie), d'un point de vue cellulaire (cellules du stroma, cellules cancéreuses et GSCs), d'un point de vue métabolique (glycolyse aérobie) et d'un point de vue moléculaire (altérations de nombreuses voies de signalisation). De plus, il existe au sein de ces tumeurs des variations au niveau de la division cellulaire avec des cellules cancéreuses fortement proliférantes et des GSCs principalement à l'état de quiescence (Moore & al, 2011). Enfin, il existe une hétérogénéité au sein d'une même tumeur, car toutes les cellules ne présentent pas forcément les mêmes altérations génétiques, et également d'un patient à un autre. La complexité et l'hétérogénéité des glioblastomes ont un impact important sur l'efficacité des traitements actuels et futurs.

Le traitement actuel, de première intention, des glioblastomes consiste en une exérèse chirurgicale la plus large possible, suivi d'une radiothérapie et d'une chimiothérapie au témozolomide concomitantes, puis d'une chimiothérapie adjuvante au témozolomide (Stupp & al, 2005). Cependant, ce protocole thérapeutique n'est pas curatif et permet d'obtenir une moyenne de survie des patients de 14 mois. Il en résulte alors un phénomène de récidive tumorale quasi certain (Riffaud, 2008). Il n'existe pas de traitement standard pour la rechute tumorale, mais plusieurs options sont possibles et sont à définir au cas par cas (Réseau de cancérologie d'Aquitaine, 2010). L'efficacité des traitements actuels des glioblastomes est moyenne, car il s'agit de traitements non spécifiques (mécanisme d'action général), ciblant uniquement les cellules à forte prolifération, et les glioblastomes y sont fortement résistants. Cette résistance résulte de mécanismes cellulaires des cellules cancéreuses et des GSCs, mais également des conditions environnementales. Les zones hypoxiques diminuent l'efficacité de la radiothérapie et de la chimiothérapie par manque d'oxygène et ne permettent pas une bonne délivrance des principes actifs par manque de vascularisation des cellules. De plus, l'hypoxie modifie l'environnement extérieur des cellules, avec, notamment, une diminution du pH extracellulaire, ce qui peut inactiver les principes actifs (Oliver & al, 2009). De plus, elles favorisent l'état de quiescence des GSCs, qui ne sont alors pas atteintes par les traitements standards qui ciblent les cellules en prolifération. En outre, la localisation anatomique des glioblastomes limite l'efficacité des traitements administrés par voie systémique, à cause de la présence de la barrière hémato-encéphalique qui régule fortement l'entrée de substances dans le cerveau. Enfin, les traitements actuels manquent de spécificité *vis à vis* des cellules tumorales de glioblastomes, car leur caractère ciblé ne se base que sur un bon centrage de la radiothérapie et sur les différences de niveau de prolifération des cellules cancéreuses par rapport aux cellules saines (Persano & al, 2013). Les thérapies futures vont donc devoir tenir compte de ces différents aspects afin d'améliorer l'efficacité du traitement des glioblastomes.

De nombreux essais cliniques sont en cours de réalisation dans le cadre du traitement des glioblastomes. Les thérapies non spécifiques (radiothérapie, chimiothérapie par agents alkylants, etc.) sont la classe la plus étudiée. Les essais cliniques concernant cette classe ont pour but d'évaluer l'effet thérapeutique des variations posologiques de ces traitements ou de leur administration à des groupes de patients spécifiques ou encore en association avec d'autres traitements. Les thérapies ciblées (spécifiquement dirigé contre une cible moléculaire) sont des traitements introduits suite aux connaissances moléculaires acquises sur les glioblastomes. Les principales cibles de ces thérapies sont les RTK et leurs ligands, ainsi que la voie de PI3K/Akt/mTOR, mais de nombreuses autres cibles ont également été testées (U.S. National Institutes of Health, 2013). Les résultats des essais cliniques de ces thérapies ciblées, en monothérapie, ne montrent pas une augmentation significative de la survie par rapport aux traitements standards actuels, sauf pour le bevacizumab, qui est devenu une option thérapeutique pour les glioblastomes. Ce manque d'efficacité résulte des nombreuses interconnexions existantes entre les voies de signalisation et de la forte capacité des glioblastomes à s'adapter et à compenser l'inhibition d'une cible unique (Masui & al, 2012). De nouvelles stratégies thérapeutiques ont alors été développées avec des inhibiteurs multiples et des associations thérapeutiques (U.S. National Institutes of Health, 2013). Cependant, la majorité des essais cliniques sont réalisés sur des groupes de patients non sélectionnés, malgré la forte hétérogénéité des glioblastomes d'un patient à un autre. Ceci peut induire des résultats négatifs pour l'ensemble des patients, alors que le bénéfice pourrait être significativement positif sur une population de patients sélectionnés (Yamanaka & al, 2009). Enfin, l'immunothérapie et la thérapie génique font l'objet de plus en plus d'essais cliniques et possèdent encore une forte marge de développement dans le traitement des glioblastomes. Sur l'ensemble des essais cliniques et dans chaque phase, 50% des essais concernent des associations thérapeutiques, tous types de thérapies confondues (U.S. National Institutes of Health, 2013). Il semble donc que l'association thérapeutique soit la stratégie d'avenir, du fait de la forte complexité et capacité d'adaptation des glioblastomes.

Parallèlement aux essais cliniques, de nombreuses recherches sont réalisées pour essayer de développer de nouvelles stratégies thérapeutiques. Ces nouvelles stratégies consistent, en premier lieu, à contourner le problème de la barrière hémato-encéphalique, principalement avec des approches locales. Les limites de ces approches sont la faible diffusion des principes actifs dans la tumeur et la nécessité d'une intervention chirurgicale (Allhenn & al, 2012). En deuxième lieu, des thérapies sont élaborées afin de réaliser un ciblage spécifique des cellules tumorales, en fonction de marqueurs spécifiques, du microenvironnement ou par l'utilisation de vecteurs spécifiques (Allen & al, 2006 ; Altaner & al, 2012 et Longo & al, 2011). Cependant, le ciblage par des molécules de surface est actuellement encore limité, du fait de l'absence de marqueurs moléculaires spécifiques des GSCs. En troisième lieu, les recherches se concentrent sur des thérapies ciblant spécifiquement les GSCs. Ces thérapies permettent d'inhiber le potentiel de croissance et de récidive tumorale, mais n'induisent pas l'éradication de l'ensemble de la tumeur (Florio & al, 2012). Enfin, les recherches pour modifier le microenvironnement se poursuivent également (Persano & al, 2013). Malgré des résultats *in vitro* et *in vivo* encourageants, toutes ces thérapies vont devoir prouver leur efficacité en clinique. Pour se faire, il est fort probable qu'elles vont devoir être testées lors d'associations thérapeutiques. En effet, du fait de la forte complexité des glioblastomes, la stratégie thérapeutique la plus prometteuse semble être une thérapie combinant des agents cytotoxiques et des thérapies ciblées et/ou nouvelles thérapies, ciblant les cellules cancéreuses et les GSCs, ainsi que le microenvironnement (Zhou & al, 2009).

Pour conclure, les modifications génétiques participent fortement à la gliomagenèse, mais d'autres facteurs y contribuent également, résultant en une extrême complexité tumorale. Ainsi, l'amélioration du traitement, et donc de la survie des patients, pourra être réalisée grâce à l'élaboration d'une nouvelle classification, la stratification des patients et la mise en place d'une association thérapeutique complexe, mais efficace. L'acquisition de connaissances et les recherches dans différents domaines doivent donc se poursuivre afin de pouvoir réaliser, peut être un jour, une médecine personnalisée pour chaque patient atteint de gliome (Masui & al, 2012).

Bibliographie

ALLEN C., VONGPUNSAWAD S. NAKAMURA T., JAMES CD., SCHROEDER M., CATTANEO R., GIANNINI C., KREMPSKI J., PENG KW., GOBLE JM., UHM JH., RUSSL SJ., GALANIS E.
Retargeted oncolytic measles strains entering via the EGFRvIII receptor maintain significant antitumor activity against gliomas with increased tumor specificity.
Cancer Res. 2006, 66, 11840-11850.

ALLHENN D., BOUSHEHRI MA., LAMPRECHT A.
Drug delivery strategies for the treatment of malignant gliomas.
Int. J. Pharm. 2012, 436, 299-310.

ALTANER C. ALTANEROVA V.
Stem cell based glioblastoma gene therapy.
Neoplasma. 2012, 59, 756-760.

AMALFITANO G., CHATEL M., PAQUIS P., MICHIELS JF.
Fluorescence in situ hybridization study of aneuploidy of chromosomes 7, 10, X, and Y in primary and secondary glioblastomas.
Cancer Genet. Cytogenet. 2000, 116, 6-9.

ANDERSON DH.
Role of lipids in the MAPK signaling pathway.
Prog. Lipid. Res. 2006, 45, 102-119.

ASSOIAN RK., SCHWARTZ MA.
Coordinate signaling by integrins and receptor tyrosine kinases in the regulation of G1 phase cell-cycle progression.
Curr. Opin. Genet. Dev. 2011, 11, 48-53.

AZRIA D., DUBOIS JB.
Notions radiobiologiques : principaux effets secondaires (2006).
[En ligne], URL : http://www.med.univ-montp1.fr/enseignement/cycle_2/MIB/Ressources_locales/cancero/MIB_cancero_14 1_radiotherapie.pdf, consulté le 10/04/2013.

BALDI I., HUCHET A., BAUCHET L., LOISEAU H.
Epidémiologie des glioblastomes.

Neurochirurgie. 2010, 56, 433-440.

BALOSSO J.
Traitements des cancers par les radiations ionisantes (2002).
[En ligne], URL : http://e2phy.in2p3.fr/2002/actes/balosso.doc, consulté le 12/05/2013.

BAO S., WU Q., MCLENDON RE., HAO Y., SHI Q., HJELMELAND AB.,DEWHIRST MW., BIGNER DD., RICH JN.
Glioma stem cells promote radioresistance by preferential activation of the DNA damage response.
Nature. 2006, 444, 756-760.

BAO S., WU Q., LI Z., SATHORNSUMETEE S., WANG H., MCLENDON RE., HJELMELAND AB., RICH JN.
Targeting cancer stem cells through L1CAM suppresses glioma growth.
Cancer Res. 2008, 68, 6043-6048.

BAR EE.
Glioblastoma, cancer stem cells and hypoxia.
Brain Pathol. 2011, 21, 119-129.

BARTEK Jr J., NG K., BARTEK J., FISCHER W., CARTER B., CHEN CC.
Key concepts in glioblastoma therapy.
J. Neurol. Neurosur. PS. 2012, 83, 753-760.

BENOUAICH-AMIEL A., SIMON JM., DELATTRE JY.
Chimioradiothérapie concomitante des glioblastomes.
Bull. Cancer. 2005, 92, 1065-1072.

BIEN E., STACHOWICZ-STENCEL T., SZALEWSKA M., KRAWCZYK M., SYNAKIEWICZ A., DUBANIEWICZ-WYBIERALSKA M., ZIELINSKI P., ADAMKIEWICZ-DROZYNSKA E., BALCERSKA A.
Poor-risk high-grade gliomas in three survivors of childhood acute lymphoblastic leukaemia- an overview of causative factors and possible therapeutic options.
Child. Nerv. Syst. 2009, 25, 619-626.

BILLOTTET C., JOUANNEAU J.
La relation tumeur-stroma.
B. Cancer. 2008, 95, 51-56.

BONDY M., WIENCKE J., WRENSCH M. KYRITSIS AP.
Genetics of primary brain tumors: a review.
J. Neuro-oncol. 1994, 18, 69-81.

BORGGREFE T., OSWALD F.
The Notch signalling pathway: transcriptional regulation at Notch target genes.
Cell. Mol. Life Sci. 2009, 66, 1631-1646.

BOSERET JP.
La respiration cellulaire (2010).
[En ligne], URL : http://www.jpboseret.eu/index.php?page=respiration-cell, consulté le 07/04/2013.

BRAT DJ., SCHEITHAUER BW., FULLER GN., TIHAN T.
Newly codified glial neoplasms of the 2007 WHO classification of tumours of the central nervous system: angiocentric glioma, pilomyxoid astrocytoma and pituicytoma.
Brain Pathol. 2007, 17, 319-324.

CARRET AS., TABORI U., CROOKS B., HUKIN J., ODAME I., JOHNSTON DL., KEENE DL., FREEMAN C., BOUFFET E., Canadian Pediatric Brain Tumour Consortium (CPBTC).
Outcome of secondary high-grade glioma in children previously treated for a malignant condition: a study of the Canadian Pediatric Brain Tumour Consortium.
Radiother. Oncol. 2006, 81, 33-38.

CENTRAL BRAIN TUMOR REGISTRY OF THE UNITED STATES (CBTRUS).
CBTRUS statistical report: primary brain and central nervous system tumors diagnosed in the United States in 2004-2008 (2012).
[En ligne], URL : http://www.cbtrus.org, consulté le 28/09/2012.

CENTRE DE RADIOTHERAPIE BAYARD
Radiothérapie. Mode d'action (2010).
[En ligne], URL : http://www.radiotherapie-lyon-macon.fr/lyon/radiotherapie-lyon.asp?idcat=1, consulté le 10/04/2013.

CHANG CJ., HSU CC., YUNG MC., CHEN KY., TZAO C., WU WF., CHOU HY., LEE YY., LU KH., CHIOU SH., MA HI.
Enhanced radiosensitivity and radiation-induced apoptosis in glioma CD133-positive cells by knockdown of Sirt1 expression.

Biochem. Biophys. Res. Commun. 2009, 380, 236-242.

CHAPONIS D., BARNES JW., DELLAGATTA JL., KESARI S., FAST E., SAUVAGEOT C., PANAGRAHY D., GREENE ER., RAMAKRISHNA N., WEN PY., KUNG AL., STILES C., KIERAN MW.
Lonafarnib (SCH66336) improves the activity of temozolomide and radiation for orthotopic malignant gliomas.
J. Neurooncol. 2011, 104, 179-189.

CHENG CK., FAN QW., WEISS WA.
PI3K signaling in glioma – Animal models and therapeutic challenges.
Brain Pathol. 2009, 19, 112-120.

CHICHE J., BRAHIMI-HORN C., POUYSSEGUR J.
Tumour hypoxia induces a metabolic shift causing acidosis: a common feature in cancer.
J. Cell. Mol. Med. 2010, 4, 771-794.

CRESPO I., VITAL AL., NIETO AB., REBELO O., TAO H., LOPES MC., OLIVEIRA CR., FRENCH PJ., ORFAO A., TABERNERO MD.
Detailed characterization of alterations of chromosomes 7, 9, and 10 in glioblastomas as assessed by single-nucleotide polymorphism arrays.
J. Mol. Diagn. 2011, 13, 634-647.

DANG L., JIN S., SU SM.
IDH mutations in glioma and acute myeloid leukemia.
Trends Mol. Med. 2010, 16, 387-397.

DATA SR., BRUNET A., GREENBERG ME.
Cellular survival: a play in three Akts.
Genes Dev. 1999, 13, 2905-2927.

DAUMAS-DUPORT C., BEUVON F., VARLET P., FALLET-BIANCO C.
Gliomas: WHO and Sainte-Anne Hospital classifications.
Ann. Pathol. 2000, 20, 413-428.

DAVIS F., IL'YASOVA D., RANKIN K., Mc CARTHY B., BIGNER D.
Medical diagnostic radiation exposures and risk of gliomas.
Radiat. Res. 2011, 175, 790-796.

DE CREVOISIER R., PIERGA JY., DENDALE R., FEUVRET L., NOEL G., SIMON JM., MAZERON JJ.
Radiothérapie des glioblastomes.
Cancer Radiother. 1997, 1, 194-207.

DIABIRA S., MORANDI X.
Gliomagenesis and neural stem cells: Key role of hypoxia and concept of tumor « neo-niche ».
Med. Hypotheses. 2008, 70, 96-104.

DIJKE PT., HILL CS.
New insights into TGF-β-Smad signaling.
Trends Biochem. Sci. 2004, 265-273.

DU W., SEARLE JS.
The RB pathway and cancer therapeutics.
Curr. Drug Targets. 2009, 10, 581-589.

ENCYCLOPEDIE ORPHANET GRAND PUBLIC
La neurofibromatose 1 (2006).
[En ligne], URL : https://www.orpha.net/data/patho/Pub/fr/Neurofibromatose1-FRfrPub185.pdf, consulté le 09/01/2013.

EOLI M., MENGHI F., GRAZIA BRUZZONE M., DE SIMONE T., VALLETTA L., POLLO B., BISSOLA L., SILVANI A., BIANCHESSI D., D'INCERTI L., FILIPPINI G., BROGGI G., BOIARDI A., FINOCCHIARO G.
Methylation of O6-Methylguanine DNA methyltransferase and loss of heterozygosity on 19q and/or 17p are overlapping features of secondary glioblastomas with prolonged survival.
Clin. Cancer Res. 2007, 13, 2606-2613.

FIGARELLA-BRANGER D., COLIN C., TCHOGHANDJIAN A., BAEZA N., BOUVIER C.
Glioblastomes : oncogenèse et bases biologiques.
Neurochirurgie. 2010, 56, 441-448.

FLORIO T., BARBIERI F.
The status of the art of human malignant glioma management: the promising role of targeting tumor-initiating cells.
Drug Disvoc. Today. 2012, 17, 1103-1110.

FRANK NY., SCHATTON T., FRANK MH.
The therapeutic promise of the cancer stem cell concept.
J. Clin. Invest. 2010, 120, 41-50.

FRIEDMAN HS., KERBY T., CALVERT H.
Temozolomide and treatment of malignant glioma.
Clin Cancer Res. 2000, 6, 2585-2597.

FULTS D., BROCKMEYER D., TULLOUS MW., PEDONE CA., CAWTHON RM.
p53 mutation and loss of heterozygosity on chromosomes 17 and 10 during human astrocytoma progression.
Cancer Res. 1992, 52, 674-679.

FURNARI FB., FENTON T., BACHOO RB., MUKASA A., STOMMEL JM., STEGH A., HAHN WC., LIGON KL., LOUIS DN., BRENNAN C., CHIN L., DEPINHO RA., CAVENEE WK.
Malignant astrocytic glioma: genetics, biology, and paths to treatment.
Gene Dev. 2007, 21, 2683-2710.

GAMBINI E., REISOLI E., APPOLLONI I., GATTA V., CAMPADELLI-FIUME G., MENOTTI L., MALATESTA P.
Replication-competent Herpes Simplex virus retargeted to HER2 as therapy for high-grade glioma.
Mol. Ther. 2012, 20, 994-1001.

GIONO LE., MANFREDI JJ.
The p53 tumor suppressor participates in multiple cell cycle checkpoints.
J. Cell. Physiol. 2006, 209, 13-20.

GUTIERREZ A., LOOK T.
NOTCH and PI3K-AKT pathways intertwined.
Cancer Cells. 2007, 12, 411-413.

HADJIPANAYIS CG., FELLOWS-MAYLE W., DELUCA NA.
Therapeutic efficacy of a Herpes Simplex virus with radiation or temozolomide for intracranial glioblastoma after convection-enhanced delivery.
Mol. Ther. 2008, 16, 1783-1788.

HATCH EE., LINET MS, ZHANG J., FINE HA., SHAPIRO WR., SELKER RG., BLACK PM, INSKIP PD.

Reproductive and hormonal factors and risk of brain tumors in adult females.
Int. J. Cancer. 2005, 114, 797-805.

HAWKINS BT., DAVIS TP.
The blood-brain barrier/neurovascular unit in health and disease.
Pharmacol. Rev. 2005, 57, 173-185.

HEDDLESTON JM., LI Z., RICH J.
The hypoxic microenvironment maintains glioblastoma stem cells and promotes reprogramming towards a cancer stem cell phenotype.
Cell Cycle. 2009, 8, 3274-3284.

HERMAN JG., BAYLIN SB.
Gene silencing in cancer in association with promoter hypermethylation.
N. Engl. J. Med. 2003, 349, 2042-2054.

HUANG Z., CHENG L., GURYANOVA O., WU Q., BAO S.
Cancer stem cells in glioblastoma – molecular signaling and therapeutic targeting.
Protein Cell. 2010, 1, 638-655.

HUSE J., PHILLIPS HS., BRENNAN CW.
Molecular subclassification of diffuse gliomas: seeing order in the chaos.
Glia. 2011, 59, 1190-1199.

JORDAN CT., GUZMAN ML., NOBLE M.
Cancer stem cells.
N. Engl. J. Med. 2006, 355, 1253-1261.

JOSEPH JV., BALASUBRAMANIYAN V., WALENKAMP A., KRUYT F. AE.
TGF-β as a therapeutic target in high grade gliomas – Promises and challenges.
Biochem. Pharmacol. 2013, 85, 478-485.

JULIEN LA., ROUX PP.
mTOR, la cible fonctionnelle de la rapamycine.
MS. 2010, 26, 1056-1060.

KANU O., HUGHES B., DI C., LIN N., FU J., BIGNER D., YAN. H., ADAMSON C.
Glioblastoma multiforme oncogenomics and signalling pathways.
Clin. Med. Oncol. 2009, 3, 39-52.

KATOH Y., KATOH M.
Hedgehog target genes: mechanisms of carcinogenesis induced by aberrant Hedgehog signaling activation.
Curr. Mol. Med. 2009, 9, 873-886.

KIM SK., CARGIOLI TG., MACHLUF M., YANG W., SUN Y., AL-HASHEM R., KIM SU., BLACK PM., CARROLL RS.
PEX-producing human neural stem cells inhibit tumor growth in a mouse glioma model.
Clin. Cancer Res. 2005, 11, 5965-5970.

KYRITSIS AP., BONDY ML., LEVIN VA.
Modulation of glioma risk and progression by dietary nutrients and anti-inflammatory agents.
Nutr. Cancer. 2011, 63, 174-184.

LABUSSIERE M., SANSON M., IDBAIH A., DELATTRE JY.
IDH1 gene mutations: a new paradigm in glioma prognosis and therapy ?
The Oncologist. 2010, 15, 196-199.

LEMMON MA., SCHLESSINGER J.
Cell signaling by receptor tyrosine kinases.
Cell. 2010, 141, 1117-1134.

LIANG J., SLINGERLAND JM.
Multiple roles of the PI3K/PKB (Akt) pathway in the cell cycle progression.
Cell Cycle. 2003, 2, 339-345.

LINO MM., MERLO A.
PI3Kinase signaling in glioblastoma.
J. Neurooncol. 2011, 103, 417-427.

LIU Y., MELIN BS., RAJARAMAN P., WANG Z., LINET M., SHETE S., AMOS CI., LAU CC., SCHEURER ME., TSAVACHIDIS S., ARMSTRONG GN., HOULSTON RS., HOSKING FJ., CLAUS EB., BARNHOLTZ-SLOAN J., Lai R., IL'YASOVA D., SCHILDKRAUT J., SADETZKI S., JOHANSEN C., BERNSTEIN JL., OLSON SH., JENKINS RB., LACHANCE D., VICK NA., WRENSCH M., DAVIS F., Mc CARTHY BJ., ANDERSSON U., THOMPSON PA., CHANOCK S., The Gliogene Consortium, BONDY ML.
Insight in glioma susceptibility through an analysis of 6p22.3, 12p13.33-12.1, 17q22-

23.2 and 18q23 SNP genotypes in familial and non-familial glioma.
Hum. Genet. 2012, 131, 1507-1515.

LONGO SL., GRIFFITH C., GLASS A., SHILLITOE EJ., POST DE.
Development of an oncolytic Herpes Simplex virus using a tumor-specific HIF-responsive promoter.
Cancer Gen Ther. 2011, 18, 123-134.

LORGER M.
Tumor microenvironment in the brain.
Cancer. 2012, 4, 218-243.

MA HI., LIN SZ., CHIANG YH., LI J., CHEN SL., TSAO TP., XIAO X.
Intratumoral gene therapy of malignant brain tumor in rat model with angiostatin delivered by adeno-associated viral vector.
Gene Ther. 2002, 9, 2-11.

MARIE SKN, OBA SHINJO SM.
Metabolism and brain cancer.
Clinics. 2011, 66, 33-43.

MASUI K., CLOUGHESY TF., MISCHEL PS.
Review: Molecular pathology in adult high-grade gliomas: from molecular diagnostics to target therapies.
Neuropathol. Appl. Neurobiol. 2012, 38, 271-291.

MATSUURA I., DENISSOVA N., WANG G., HE D. LONG J., LIU F.
Cyclin-dependent kinases regulate the antiproliferative function of Smads.
Nature. 2004, 430, 226-231.

MAYO LD., DONNER DB.
The PTEN, Mdm2, p53 tumor suppressor–oncoprotein network.
Trends Biochem. Sci. 2002, 27, 462-467.

McKENZIE G., WARD G. STALLWOOD Y., BRIEND E., PAPADIA SP., LENNARD A., TURNER M., CHAMPION B., HARDINGHAM GE.
Cellular Notch responsiveness is defined by phosphoinositide 3-kinase-dependent signals.
BMC Cell Biol. 2006, 7, 1-11.

MIZOGUCHI M., KUGA D., GUAN Y., HATA N., NAKAMIZO A., YOSHIMOTO K., SASAKI T.
Loss of heterozygosity analysis in malignant gliomas.
Brain Tumor Pathol. 2011, 28, 191-196.

MOHYELDIN A., CHIOCCA EA.
Gene and viral therapy for glioblastoma: a review of clinical trials and future directions.
Cancer J. 2012, 18, 82-88.

MOORE N., LYLE S.
Quiescent, slow-cycling stem cell populations in cancer: A review of the evidence and discussion of significance.
J. Oncol. 2011, 2011, 1-11.

MOUSTAKAS A., HELDIN CH.
Non-Smad TGF-β signals.
J. Cell. Sci. 2005, 118, 3573-3584.

MU Y., GUDEY SK., LANDSTROM M.
Non-Smad signaling pathways.
Cell Tissues Res. 2012, 347, 11-20.

NDUOM EKE., HADJIPANAYIS CG. VAN MEIR EG.
Glioblastoma cancer stem-like cells – Implications for pathogenesis and treatment.
Cancer J. 2012, 18, 100-106.

OHGAKI H., KLEIHUES P.
Genetic pathways to primary and secondary glioblastoma.
Am. J. Pathol. 2007, 170, 1445-1453.

OLIVER L., OLIVER C., MARHUENDA FB., CAMPONE M., VALLETTE FM.
Hypoxia and the malignant glioma microenvironment: regulation and implications for therapy.
Curr. Mol. Pharmacol. 2009, 2, 263-284.

PARSONS DW., JONES S., ZHANG X., CHENG-HO LIN J., LEARY RJ., ANGENENDT P., MANKOO P., CARTER H., SIU I., GALLIA GL., OLIVI A., McLENDON R., RASHEED BA., KEIR S., NIKOLSKAYA T., NIKOLSJY Y., BUSAM DA., TEKLEAB H., DIAZ Jr LA., HARTIGAN J., SMITH DR.,

STRAUSBERG RL., MARIE SKN., OBA SHINJO SM., YAN H., RIGGINS GJ., BIGNER DD., KARCHIN R., PAPADOPOULOS N., PARMIGIANI G., VOGELSTEIN B.,, VELCULESCU VE., KINZLER KW.
An integrated genomic analysis of human glioblastoma multiforme.
Science. 2008, 321, 1807-1812.

PATRU C., ROMAO L., VARLET P., COULOMBEL L., RAPONI E., CADUSSEAU J., RENAULT-MIHARA F., THIRANT C., LEONARD N., BERHNEIM A., MIHALESCU-MAINGOT M., HAIECH J., BIECHE I., MOURA-NETO V., DAUMAS-DUPORT C., JUNIER MP., CHNEIWEISS H.
CD133, CD15/SSEA-1, CD34 or side populations do not resume tumor-initiating properties of long-term cultured cancer stem cells from human malignant glio-neuronal tumors.
BMC Cancer. 2010, 10, 1-11.

PAUS C., MURAT A., STUPP R., REGLI L., HEGI M.
Rôle de la MGMT et implications cliniques dans les tumeurs cérébrales.
B. Cancer. 2007, 94, 769-773.

PEDRETTI M., VERPELLI C., MARLIND J., BERTANI G., SALA C., NERI D., BELLO L.
Combination of témozolomide with immunocytokine F16-IL2 for the treatment of glioblastoma.
Br. J. Cancer. 2010, 103, 827-836.

PERSANO L., RAMPAZZO E., BASSO G., VIOLA G.
Glioblastoma cancer stem cells: role of the microenvironment and therapeutic targeting.
Biochem. Pharmacol. 2013, 85, 612-622.

PHILLIPS H., KHARBANDA S., CHEN R., FORREST WF., SORIANO RH., WU TD., MISRA A., NIGRO JM., COLMAN H., SOROCEANU L., MICKEY WILLIAMS P., MODRUSAN Z., FEUERSTEIN BG., ALDAPE K.
Molecular subclasses of high-grade glioma predict prognosis, delineate a pattern of disease progression, and resemble stages in neurogenesis.
Cancer Cell. 2006, 9, 157-173.

PICCIRILLO SGM., REYNOLDS BA., ZANETTI N., LAMORTE G., BINDA E., BROGGI G., BREM H., OLIVI A., DIMECO F., VESCOVI AL.
Bone morphogenetic proteins inhibit the tumorigenic potential of human brain

tumour-initiating cells.
Nature. 2006, 444, 761-765.

POLAGER S., GINSBERG D.
E2F – at the crossroads of life and death.
Trends Cell. Biol. 2008, 18, 528-535.

PREUSSER M., HABERLER C., HAINFELLNER JA.
Malignant glioma: neuropathology and neurobiology.
Wien. Med. Wochenscr. 2006, 156, 332-337.

PUROW B., SCHIFF D.
Advances in the genetics of glioblastoma: are we reaching critical mass ?
Nat. Rev. Neurol. 2009, 5, 419-426.

RAGHAVAN R., BRADY ML., RODRIGUEZ-PONCE MI., HARTLEP A., PEDAIN C., SAMPSON JH.
Convection-enhanced delivery of therapeutics for brain disease, and its optimization.
Neurosurg. Focus. 2006, 20, 1_13.

RALLLI V.
Dossier de presse : immunothérapie et cancer (2008).
[En ligne], URL : http://www.e-cancer.fr/presse/2277, consulté le 25/04/2013.

REGISTRE NATIONAL DES TUMEURS SOLIDES DE L'ENFANT.
Les tumeurs solides de l'enfant en France (2006).
[En ligne], URL : http://www.chu-nancy.fr/rntse/, consulté le 11/10/2012.

RESEAU DE CANCEROLOGIE D'AQUITAINE.
Référentiel régional. Prise en charge de gliomes intracrâniens infiltrants de l'adulte et de l'enfant (2010).
[En ligne], URL : http://sircamt.canceraquitaine.org/rca/, consulté le 10/10/2012.

RESEAU ONCOLOR, CAROL, ONCOBOURGOGNE, ONCOCHA, ONCOLIE, ONCOPIC, ONCONORD-PAS-DE-CALAIS.
Référentiels. Neuro-oncologie de l'adulte (2011).
[En ligne], URL : http://cdn.oncolie.fr/wp-content/uploads/2009/07/neuro_onco_print.pdf, consulté le 30/03/2013.

RESEAU ONCO POITOU CHARENTES.

Référentiel régional de prise en charge des gliomes intracrânien de l'adulte (2010).
[En ligne], URL : http://www.onco-poitou-charentes.fr, consulté le 10/10/2012.

REYA T., MORRISON SJ., CLARKE MF., WEISSMAN IL.
Stem cells, cancer and cancer stem cells.
Nature. 2001, 414, 105-111.

RIFFAUD L.
Tumeurs intracrâniennes de l'adulte (2008).
[En ligne], URL : https://facmed.univ-rennes1.fr/wkf/stock/RENNES20080208092607lriffaudTumeurs_intracrAniennes_de_l_adulte.pdf, consulté le 14/04/2013.

SAI K., WANG S., BALASUBRAMANIYAN V., CONRAD C., LANG FF., ALDAPE K., SZYMANSKI S., FOKT I., DASGUPTA A., MADDEN T., GUAN S., CHEN Z., YUNG WK., PRIEBE W., COLMAN H.
Induction of cell-cycle arrest and apoptosis in glioblastoma stem-like cells by P1193, a novel small molecule inhibitor of the JAK2/STAT3 pathway.
J. Neurooncol. 2012, 107, 487-501.

SAINT JUST RIBEIRO M., HANSSON ML., LINDBERG MJ., POPKO-SCIBOR AE., WALLBERG AE.
GSK3-β is a negative regulator of the transcriptional coactivator MAML1.
Nucleic Acids Res. 2009, 37, 6691-6700.

SCHWARTZBAUM JA., FISHER JL., ALDAPE KD., WRENSCH M.
Epidemiology and molecular pathology of glioma.
Nat. Clin. Pract. Neuro. 2006, 2, 494-503.

SEMENZA GL.
Defining the role of hypoxia-inducible factor 1 in cancer biology and therapeutics.
Oncogene. 2010, 29, 625-634.

SIGMA-ALDRICH®
MISSION® shRNA (2013).
[En ligne], URL : http://www.sigmaaldrich.com/life-science/functional-genomics-and-rnai/shrna/learning-center/mission-faqs/library-content.html, consulté le 05/05/2013.

SIMON M.

Métabolisme des glucides (2009).
[En ligne], URL : http://www.cours-pharmacie.com/biochimie/metabolisme-des-glucides.html, consulté le 10/01/2013.

STEELMAN LS., CHAPPEL WH., ABRAMS SL., KEMPF CR., LONG J., LAIDLER P., MIJATOVIC S., MAKSIMOVIC-IVANIC D., STIVALA F., MAZZARINO MC., DONIA M., FAGONE P., MALAPONTE G., NICOLETTI F., LIBRA M., MILELLA M., TAFURI A., BONATI A., BASECKE J., COCCO L., EVANGELISTI C., MARTELLI AM., MONTALTO G., CERVELLO M., MC CUBREY JA.
Roles of the Raf/MEK/ERK and PI3K/PTEN/Akt/mTOR pathways in controlling growth and sensitivity to therapy-implications for cancer and aging.
Aging. 2011, 3, 192-222.

STEGH AH.
Targeting the p53 signaling pathway in cancer therapy - The promises, challenges, and perils.
Expert Opin. Ther. Target. 2012, 16, 67-83.

STUPP R., MASON WP., VAN DEN BENT MJ., WELLER M., FISHER B., TAPHOORN MJB., BELANGER K., BRANDES AA., MAROSI C., BOGDAHN U., CURSCHMANN J., JANZER RC., LUDWIN SK., GORLIA T., ALLGEIER A., LACOMBE D., CAIRNCROSS JG., EISENHAUER E., MIRIMANOFF RO.
Radiotherapy plus concomitant and adjuvant temozolomide for glioblastoma.
N. Eng. J. Med. 2005, 352, 987-996.

SUTTER R., YADIRGI G., MARINO S.
Neural stem cells, tumour stem cells and brain tumours: dangerous relationships ?
Biochim. Biophys. Acta. 2007, 1776, 125-137.

TAILLIBERT S., PEDRETTI M., SANSON M.
Classification actuelle des gliomes.
Presse Med. 2004, 33, 1274-1277.

THE CANCER GENOME ATLAS RESEARCH NETWORK (TCGA)
Comprehensive genomic characterization defines human glioblastoma genes and core pathways.
Nature. 2008, 455, 1061-1068.

THIRANT C., BESSETTE B., VARLET P., PUGET S., CADUSSEAU J., DOS

REIS TAVARES S., STUDLER JM., SILVESTRE DC., SUSINI A., VILLA C., MIQUEL C., BOGEAS A., SURENA AL., DIAS-MORAIS A., LEONARD N., PFLUMIO F., BIECHE I., BOUSSIN FD., SAINTE-ROSE C., GRILL J., DAUMAS-DUPORT C., CHNEIWEISS H., JUNIER MP.
Clinical revelance of tumor cells with stem-like properties in pediatric brain tumors.
Plos One. 2011, 6, e16375.

THOMAS AA., ERNSTOFF MS., FADUL C.
Immunotherapy for the treatment of glioblastoma.
Cancer J. 2012, 18, 59-68.

TOBIAS A., AHMED A., MOON KS., LESNIAK MS.
The art of gene therapy for glioma: a review of the challenging road to the bedside.
J. Neurol. Neurosurg. Psychiatry. 2013, 84, 213-222.

TOLNAY M.
Neuropathologie des tumeurs cérébrales gliales.
Forum Med. Suisse. 2002, 29/30, 698-703.

U.S. NATIONAL INSTITUTES OF HEALTH
Glioblastoma clinical trials (2013).
[En ligne], URL : http://www.clinicaltrials.gov/, consulté le 25/04/2013.

VAN MAERKEN T., VANDESOMPELE J., RIHANI A., DE PAEPE A., SPELEMAN F.
Escape from p53-mediated tumor surveillance in neuroblastoma: switching off the p14ARF-MDM2-p53 axis.
Cell Death Differ. 2009, 16, 1563-1572.

VARLET P., JOUVET A., MIQUEL C., SAINT-PIERRE G., BEUVON F., DAUMAS-DUPORT C.
Oligodendrogliomes et oligo-astrocytomes : critères diagnostiques et grading de malignité selon l'OMS e l'hôpital Sainte-Anne.
Neurochirurgie. 2005, 51, 239-246.

VAULEON E., AVRIL T., COLLET B., MOSSER J., QUILLIEN V.
Overview of cellular immunotherapy for the patients with glioblastoma.
Clin. Dev. Immunol. 2010, 1-18.

VERHAAK RGW., HOADLEY KA., PURDOM E., WANG V., QI Y.,

WILKERSON MD., MILLER CR., DING L., GOLUB T., MESIROV JP., ALEXE G., LAWRENCE M., O'KELLY M., TAMAYO P., WEIR BA., GABRIEL S., WINCKLER W., GUPTA S., JAKKULA L., FEILER HS., HODGSON JG., JAMES CD., SARKARIA JN., BRENNAN C., KAHN A., SPELLMAN PT., WILSON RK., SPEED TP., GRAY JW., MEYERSON M., GETZ G., PEROU CM., HAYES DN., THE CANCER GENOME ATLAS RESEARCH NETWORK.
Integrated genomic analysis identifies clinically relevant subtypes of glioblastome characterized by abnormalities in PDGFRA, IDH1, EGFR and NF1.
Cancer Cell. 2010, 17, 98-110.

VIDAL® 2009 LE DICTIONNAIRE (85ème édition).
Témodal® (témozolomide), 2269-2272.
Maury-imprimeur S.A.

VRANOVÁ V., NECESALOVÁ E., KUGLÍK P., CEJPEK P., PESÁKOVÁ M., BUDÍNSKÁ E, RELICHOVÁ J., VESELSKÁ R.
Screening of genomic imbalances in glioblastoma multiforme using high-resolution comparative genomic hybridization.
Oncol. Rep., 2007, 17, 457-464.

WEBSTER GA., PERKINS ND.
Transcriptional cross talk between NF-κB and p53.
Mol. Cell. Biol. 1999, 19, 3485-3495.

WEINSTEIN IB., JOE A.
Oncogene addiction.
Cancer Res. 2008, 68, 3077-3080.

WITKIEWICZ AK., KNUDSEN KE., DICKER AP. KNUDSEN ES.
The meaning of p16ink4a expression in tumors. Functional significance, clinical associations and future developments.
Cell cycle. 2011, 10, 2497-2503.

WRENSCH M., WEINBERG A., WIENCKE J., MIIKE R., SISON J., WIEMELS J., BARGER G., DELORENZE G., ALDAPE K., KELSEY K.
History of chickenpox and shingles and prevalence of antibodies to varicella-zoster virus and three other herpesviruses among adults with glioma and controls.
Am. J. Epidemiol. 2005, 161, 929-938.

YAMANAKA R., SAYA H.

Molecularly targeted therapies for gliomas.
Ann. Neurol. 2009, 66, 717-729.

YAP TA., GARRETT MD., WALTON MI., RAYNAUD F., DE BONO JS., WORKMA, P.
Targeting the PI3K-AKT-mTOR pathway: progress, pitfalls, and promises.
Curr. Opin. Pharmacol. 2008, 8, 393-412

YUN J., ROTHROCK RJ., CANOLL P., BRUCE JN.
Convection-enhanced delivery for targeted delivery of antiglioma agents: the translational experience.
J. Drug Deliv. 2013, 2013, 1-7.

ZHOU BB., ZHANG H., DAMELIN M., GELES KG., GRINDLEY JC., DIRKS PB.
Tumour-initiating cells: challenges and opportunities for anticancer drug discovery.
Nature. 2009, 8, 6-23.

ZHOU J. ATSINA KB., HIMES BT., STROHBEHN GW., SALTZMAN WM.
Novel delivery strategies for glioblastoma.
Cancer J. 2012, 18, 89-99.

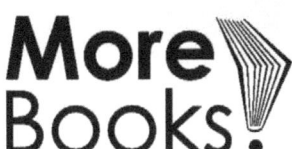 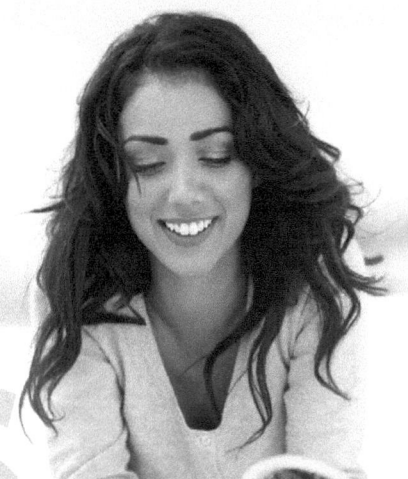

Oui, je veux morebooks!

i want morebooks!

Buy your books fast and straightforward online - at one of the world's fastest growing online book stores! Environmentally sound due to Print-on-Demand technologies.

Buy your books online at
www.get-morebooks.com

Achetez vos livres en ligne, vite et bien, sur l'une des librairies en ligne les plus performantes au monde!
En protégeant nos ressources et notre environnement grâce à l'impression à la demande.

La librairie en ligne pour acheter plus vite
www.morebooks.fr

OmniScriptum Marketing DEU GmbH
Heinrich-Böcking-Str. 6-8
D - 66121 Saarbrücken
Telefax: +49 681 93 81 567-9

info@omniscriptum.de
www.omniscriptum.de

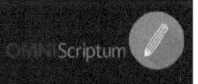

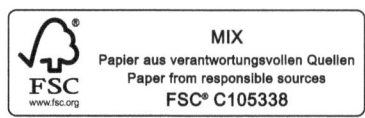

Printed by Books on Demand GmbH, Norderstedt / Germany